Vaijinath A. Verma

Perfil biológico de compostos heterocíclicos

Vaijinath A. Verma

Perfil biológico de compostos heterocíclicos

ScienciaScripts

This book is a translation from the original published under ISBN 978-620-7-47314-4.

Publisher:
Sciencia Scripts
is a trademark of
Dodo Books Indian Ocean Ltd. and OmniScriptum S.R.L publishing group

120 High Road, East Finchley, London, N2 9ED, United Kingdom
Str. Armeneasca 28/1, office 1, Chisinau MD-2012, Republic of Moldova, Europe
Printed at: see last page
ISBN: 978-620-7-86182-8

ÍNDICE

CAPÍTULO-1

Derivados do indole

1.1 Indole

Na química das moléculas heterocíclicas de azoto, o indol (**1**) e os seus derivados ocupam um lugar especial.[1] O indole é uma molécula heterocíclica aromática constituída por dois anéis: pirrol e benzeno. O indole é classificado como uma molécula aromática pi-excessiva que é isoelectrónica com o naftaleno devido à participação do par solitário do azoto no anel aromático. O indole não se comporta como uma amina simples e é uma base fraca, semelhante ao pirrol. O próprio indole e os seus derivados simples são altamente reactivos a ácidos fortes devido à sua natureza de base fraca.

Devido à contribuição da estrutura de ressonância (**2**), o indol sofre uma substituição electrofílica, principalmente na posição 3. Diversos cálculos de orbitais moleculares também encontram a maior densidade eletrónica e a maior concentração de HOMO em C-3. A posição C-2 é o segundo sítio mais reativo em relação aos electrófilos. O núcleo do indol, conhecido pelos químicos como benzopirrol, é o membro principal de um vasto espetro de produtos bioquímicos heterocíclicos azotados que se encontram habitualmente na natureza. Os derivados do indol encontram-se em óleos essenciais, como o jasmim e a flor de laranjeira, e em substâncias menos agradáveis, como o alcatrão de carvão e a matéria fecal. Os indóis também existem como compostos orgânicos relacionados com a melanina e pigmentos indigóides.

O derivado de indol, o índigo, era conhecido pelas suas propriedades de tingimento. São conhecidos muitos compostos com uma semelhança estrutural com o antigo corante índigo. Verificou-se que um grande número de compostos naturais, como os alcalóides, possuem núcleos de indol. O ácido indole-3-acético (heteroauxina)[2] (**2**) é uma hormona de crescimento vegetal de ocorrência natural[3]. O triptofano[4] (**3**), um aminoácido essencial, ajuda a reduzir a depressão e a insónia associadas às flutuações hormonais.

O triptofano é o precursor dos neurotransmissores serotonina (**4**) e melatonina (**5**), que ajudam a controlar o apetite, a temperatura corporal, a libido e o humor e a prevenir a depressão[5] . Os alimentos ricos em triptofano incluem a banana, o ananás, a ameixa, as nozes, o leite e o queijo. A serotonina ou 5-hidroxitriptamina (**4**), conhecida pelo seu princípio vasoconstritor [6] desempenha um papel vital como neurotransmissor e psicose.

A descoberta da psilocina (**5**) e da psilocibina[7] (**6**) como importantes indóis psicotomiméticos levou a uma extensa investigação sobre os derivados da indol-3-etilamina (triptamina, **7**). Vários derivados da triptamina são considerados depressores do sistema nervoso central (SNC).

heteroauxin (2)   tryptophan (3)   serotonin (4)   melatonin (5)

psilocin (6)   psilocin (7)   tryptamine (8)

A química do indol e dos seus derivados tem sido objeto de grande acumulação e muitas monografias[8-10] sobre o indol já foram publicadas na literatura. Atualmente, o âmbito da investigação sobre o indol é multifacetado, estendendo-se de moléculas-mãe bastante simples a moléculas altamente complexas. Estudos experimentais demonstraram que os indóis têm um efeito protetor contra os cancros relacionados com os estrogénios, como os cancros da mama[11] , do cólon e outros tipos de cancro[12,13] . Bloqueiam os receptores de estrogénio, inibindo assim o crescimento de tumores na glândula mamária e noutros locais. Entre os derivados do indol, o indol-3-carbinol **(9)** desempenha um papel importante porque é um agente antitumoral. A possível atividade anticancerígena do **(9)** foi reconhecida pelo estadista romano Catão, o Velho, que no seu tratado de medicina escreveu: "Se aparecer uma úlcera cancerígena nos seios, aplique uma folha de couve esmagada e ela ficará boa." O esmagamento de uma folha de couve transformaria o indol-3-glucosinolato em **(9)**, entre outras reacções. Este reconhecimento não se deve apenas à atividade anticancerígena do indol-3-carbinol, mas também ao facto de os vegetais em que ocorre pertencerem ao muito difamado género *Brassica* de vegetais crucíferos, os sempre impopulares brócolos, couve-de-bruxelas, repolho, couve-flor e couve-galega. Parece que o indol-3-carbinol é parcialmente responsável pelo sabor forte que torna estes vegetais tão impopulares mas saudáveis.

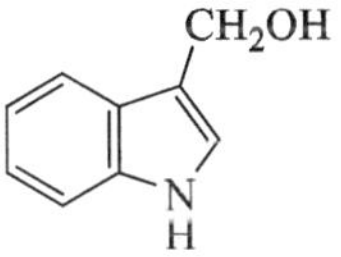

$$CH_2OH$$

Indole-3-carbinol (9)

O indole-3-carbinol **(9)** é um agente anticancerígeno altamente eficaz[14] , bloqueando as substâncias cancerígenas antes de estas atingirem os seus alvos celulares e eliminando os danos no ADN dos núcleos celulares. Em modelos animais, o **(9)** previne o desenvolvimento de doenças malignas, incluindo o cancro do colo do útero[15] , o cancro da mama[16.] , o cancro da próstata[17] , o cancro do endométrio[18,] e o cancro da pele[19] . É um forte antioxidante e estimulador de enzimas desintoxicantes[20] , protegendo a estrutura do ADN[21] .

Os outros derivados do indol utilizados como fármacos são a indometacina **(10)**, um dos primeiros agentes anti-inflamatórios[22] , o sumatriptano **(11)**, utilizado no tratamento das enxaquecas[23] e o pindolol **(12)**, um dos mais importantes bloqueadores beta[24] .

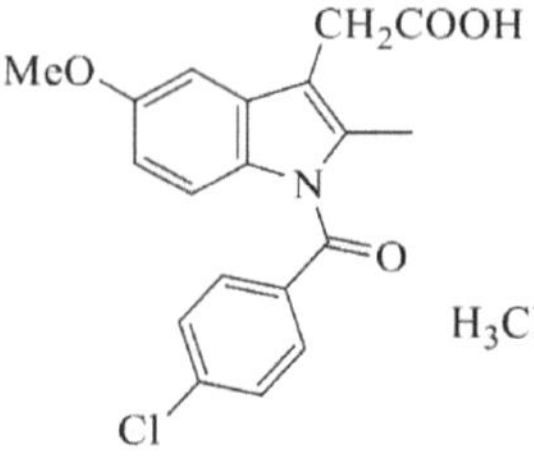

Indomethicine (10)

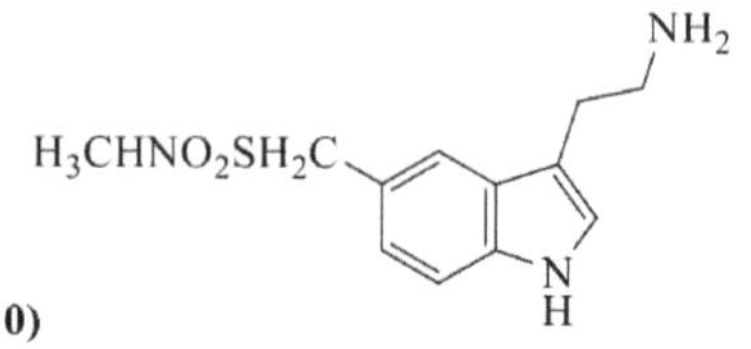

sumatriptane (11)

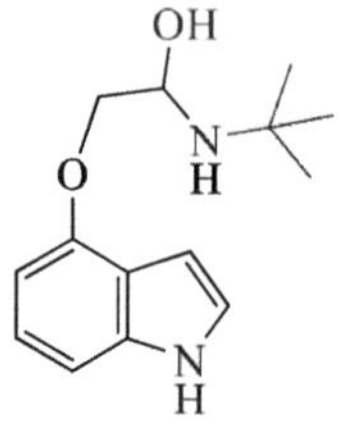

pindolol (12)

Alguns indóis naturais que têm importância clínica são o alcaloide vincristina **(13),** agente quimioterapêutico para o cancro[25] , o derivado da elipticina **(14)**, ativo antitumoral[26] e a reserpina **(15)**, utilizada no tratamento de perturbações mentais[27] .

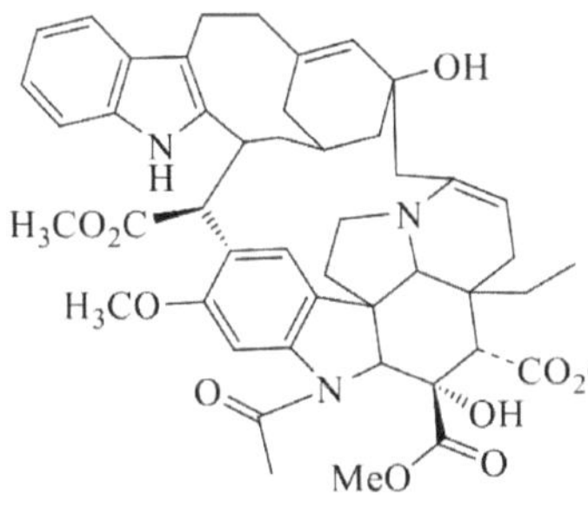

ellipticine (14)

vincristine (13)

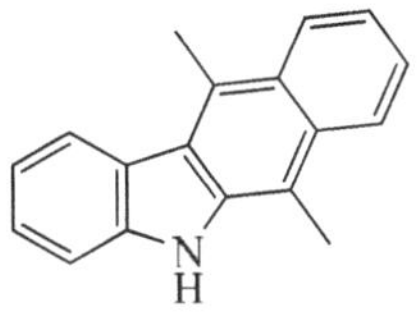

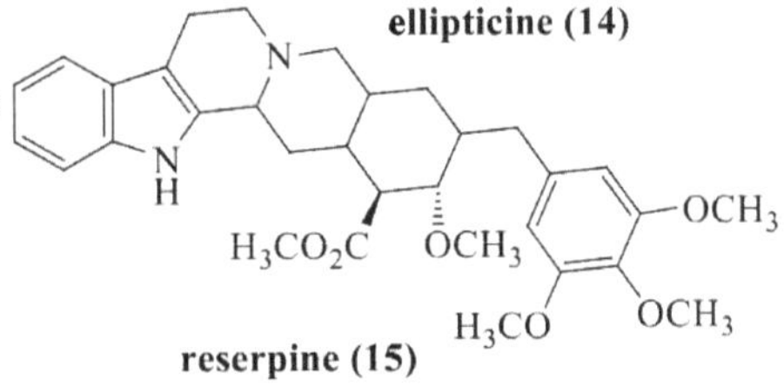

reserpine (15)

A fração indol está presente em vários medicamentos atualmente disponíveis no mercado. A maior parte deles pertence aos triptanos, que são utilizados principalmente no tratamento das enxaquecas:

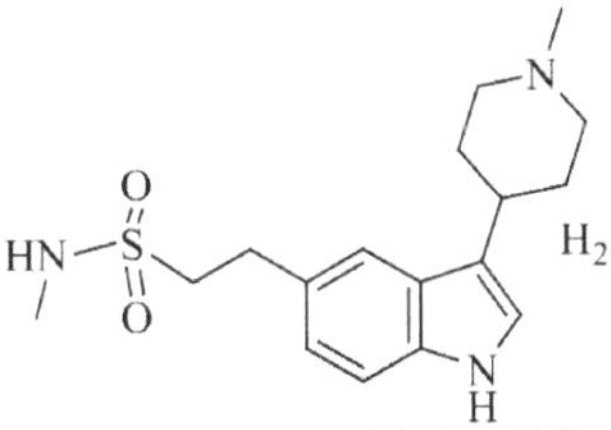

naratriptan (16) 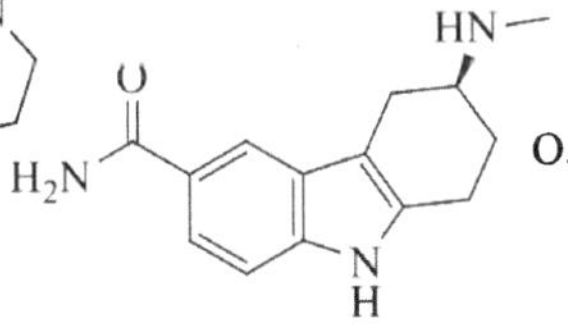 frovatriptan (17) 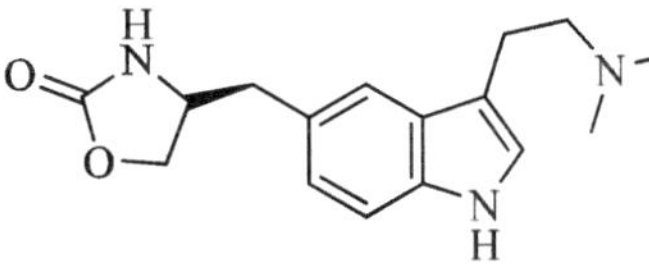 zolmitriptan (18)

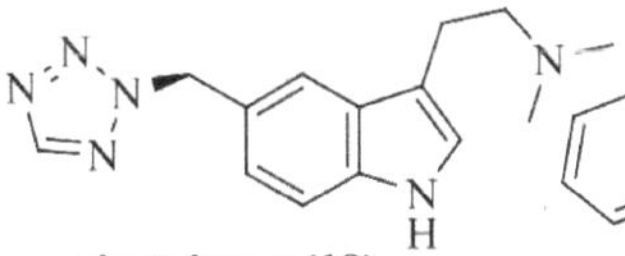

rizatriptan (19) 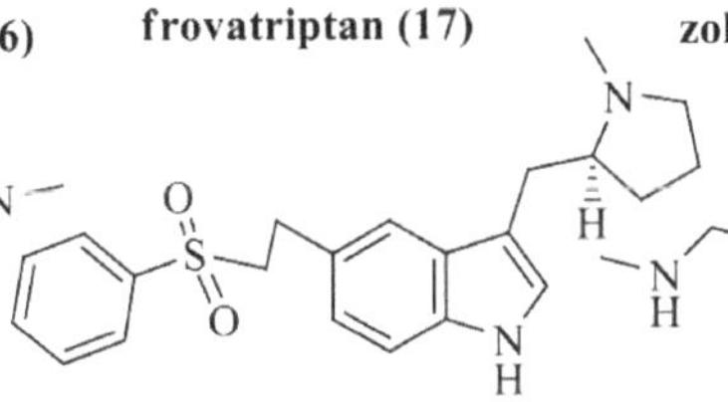 electriptan (20) 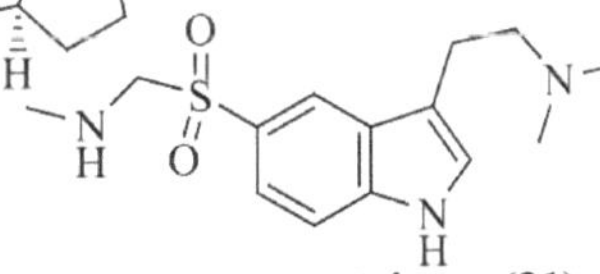 sumatriptan (21)

Uma representação esquemática das múltiplas acções das triptaminas e da melatonina que protegem contra a toxicidade[28,29] é ilustrada nas figuras seguintes (1 e 2).

No caso das 1,5-alquiltriptaminas, o aumento do tamanho de R5 leva a uma melhor ligação aos receptores 5HT1D

A mono ou dimetilação aumenta a afinidade e torna a molécula mais estável do ponto de vista metabólico

A cadeia não ramificada de dois átomos aumenta a afinidade para o recetor 5HT1E

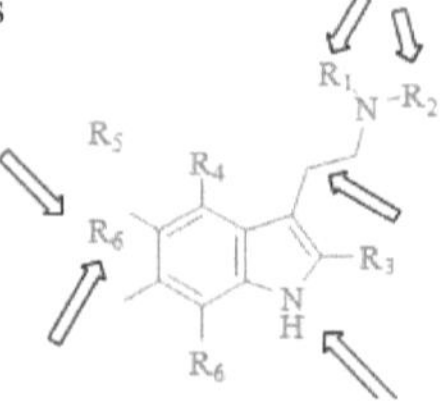

A fluoração em R4, R5, R6 e R7 diminui a atividade alucinogénica; para a 5-metoxi-N,N-dimetiltriptamina R6=F provoca uma afinidade reduzida para 5HT1A R4=F provoca uma afinidade aumentada para 5HT1A

O anel fenílico é importante para a afinidade com o recetor 5HT2. Pode ser transformado em tiofeno para melhorar a afinidade com o subtipo de recetor 5HT1A.

é crucial para a ligação aos receptores 5HT1E

Fig-1. Estudos de relação estrutura-atividade para derivados de triptamina

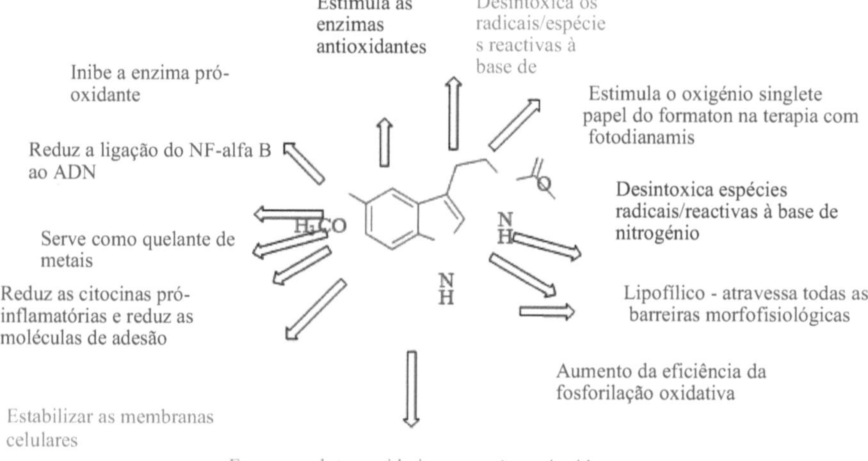

Fig-2. Múltiplas acções da melatonina que protegem contra a toxicidade

1.2   Indóis 2-substituídos:

Os indóis 2-substituídos apresentam actividades biológicas interessantes, Kumar Dharmendra et. al.[30] , sintetizaram o 5-cloro-2-fenilindole (**22**) e mostraram uma atividade significativa contra

P. aeruginosa e *S. thermonitrificans*. A maioria dos compostos mostrou uma atividade antibacteriana significativa.

(22)

Nagaraja et al.[31] , sintetizaram e analisaram a avaliação antioxidante *in-vitro* de alguns derivados conjugados de ácido indol-2-carboxílico-aril amina (**23**).

(23)

Dharmendra Kumar et al.[32] , sintetizaram 2-fenil sulfa/substituição de indóis (**24**) e analisaram a atividade antibacteriana e anti-inflamatória.

(24)

O composto (**25**) foi examinado quanto aos efeitos inibitórios *in vitro da* peroxidação lipídica induzida por radicais livres num homogenato de cérebro de rato e quanto à sua atividade de eliminação dos radicais DPPH (1,1 difenil 2 picrilhidrazil), tendo mostrado atividade antioxidante[33] .

1.3   Derivados 3-substituídos do indol:

A maioria dos indóis 3-substituídos activos foram considerados agentes anticancerígenos e inibidores da quinase. Verificou-se que o composto (**26**) apresenta uma forte potência contra o crescimento de vasos *no* ensaio in *vivo com* embriões de galinha e é ativo contra a quinase envolvida no processo angiogénico, o que resulta numa atividade *in vivo*[34] .

(**26**)

A adrenalina ou noradrenalina é proeminente no sistema cardiovascular, actuando através de receptores α- e β-adrenérgicos, que existem em vários subtipos. Muitos fármacos comuns são análogos carbocíclicos simples da adrenalina, mas poucos dos compostos importantes são heterocíclicos. Um deles é a indoramina (**27**), que é utilizada no tratamento da hipertensão e da hipertrofia benigna da próstata[35] .

(**27**)

1.4   Derivados 2, 3-dissubstituídos do indol:

Os anti-inflamatórios não esteróides (AINE) continuam a ser dos medicamentos mais prescritos em todo o mundo para o tratamento da inflamação, incluindo o alívio da dor, antipirético e da artrite reumatoide. As actividades biológicas dependem do tipo de grupos nas posições 2 e 3 do indol e os substituintes podem ser aromáticos, cadeias rectas e anéis não aromáticos. O ácido 2-{1-[(4-clorofenil)carbonil]-5-metoxi-2-metil-1H-indol-3-il}acético (indometacina) (**10**) é um potente agente anti-inflamatório não esteroide utilizado principalmente no tratamento da artrite reumatoide e tem potencial para utilização na uveíte, uma doença comum responsável pela cegueira. Também pode ser utilizado no tratamento do edema macular cistoide (EMC), uma doença caracterizada por uma acumulação de líquido seroso no espaço extracelular da retina causada por uma rutura da barreira hemato-retiniana[36] . Keith

W. Woods et. al.[37] , relataram vários derivados da indometacina (**28**) como inibidores selectivos da COX-2. Um exemplo de um AINE sintético é o 2-fenil-3-fenilsulfonamida-1H indole (**29**), que se verificou ser mais potente e seletivo contra a COX-2 do que contra a COX-1[38] .

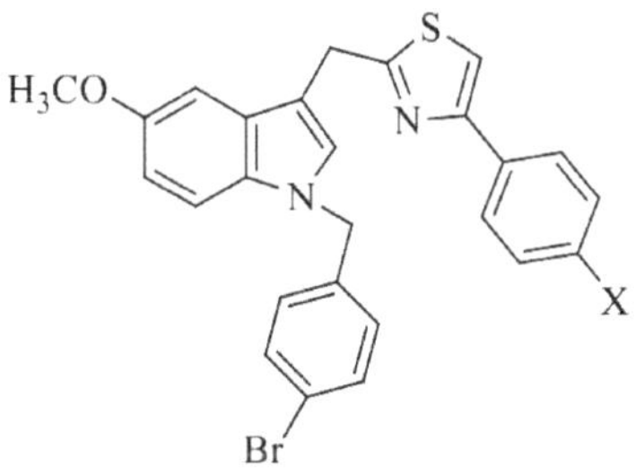

(28) 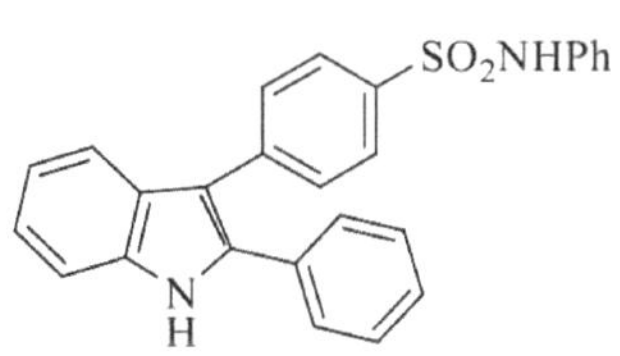   (29)

X=Br, Cl, COOH, NO₂

William et. al.[39] , relataram que as indole-2-carboxamidas (**30**) e os seus análogos são inibidores da transcriptase reversa do VIH e reivindicados para o tratamento da SIDA e da ARC. Romano Silvestri et. al.[40] , relataram pela primeira vez a síntese de novas indolil aril sulfonas (IASs) e avaliaram a sua atividade anti-HIV-1 *in vitro*. O seu estudo demonstrou que a posição das porções benzenossulfonil e carboxiamida no núcleo do indol era crucial para a atividade anti-HIV-1.

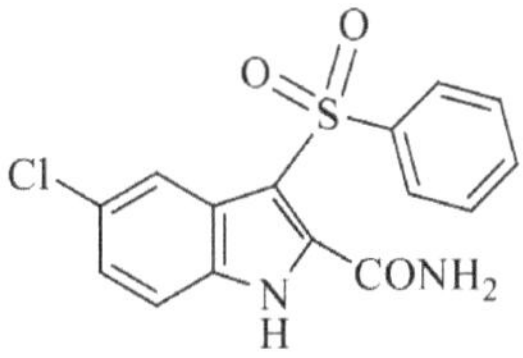

(30)

A 5-bromo-3-(3,5-dimetilfenilsulfonil)indole-2-carboxamida (**31**) foi testada contra o VIH-1 em células MT-4 infectadas de forma aguda. Mostrou ser uma atividade anti-HIV-1 muito potente e selectiva não só em estirpes de tipo selvagem, mas também contra mutantes portadores de mutações de resistência aos NNRTI[41] .

11

Os compostos que interferem com o equilíbrio microtúbulo-tubulina nas células foram úteis no tratamento de doenças humanas. A [2-(3-hidroxi-4-metoxifenil)-6-metoxi-indol-3-il](3, 4, 5-trimetoxifenil)metanona (**32**) mostrou uma boa atividade como inibidor da tubulina polimerase e foi ainda avaliada quanto ao efeito inibidor da ligação da [3H]colchicina à tubulina e à citotoxicidade contra as células do carcinoma da mama humano MCF-7. No entanto, verificou-se que a (**32**) era menos potente do que a combretastatina A-4 (CA-4) (**33**) como inibidor da ligação da [3H]colchicina à tubulina e como citotoxina contra as células do carcinoma da mama humano MCF-7 e a sua citotoxicidade era menor em comparação com a CA-4.

(31)   (32)

(33)

Greenlee e srinivasan[42] prepararam vários derivados do indol (**34**) a partir de etil-indole-2-carboxilatos através de uma série de sequências de reação, que exibiram atividade de transcriptase reversa do VIH.

R= CH_2SO_2Ph
  = Morpholinomethyl
  = Pyrolidinomethyl or CHO

(34)

Hiari-Al Yusuf et al.[43] , sintetizaram o derivado 3-(4-trifluorometilfenil)indole

(**35**) e foram avaliados quanto à sua atividade antimicrobiana contra as bactérias *Escherichia Coli* e *Staphylococcus*. Todos os compostos sintetizados mostraram atividade antibacteriana.

(35)

Panda et al.[44] , sintetizaram novos derivados de indolil-isoxazol (**36**) e avaliaram-nos

12

como anti-inflamatórios e antibacterianos. Hanif et al.[45] , sintetizaram novos análogos de melatonina baseados em indol (**37** e **38**) e testaram-nos para estudos antioxidantes. Nagaraj et al.[46] , sintetizaram novos análogos do ácido indol-3-acético (**39**) e avaliaram a sua atividade antioxidante. Uma série de análogos de melatonina à base de indol e derivados de aminoácidos de indol (**40**) foram sintetizados por Sibet et al.[47] e testados quanto à sua atividade antioxidante.

Panwar et. al.[48] , sintetizaram azetidonil e tiazolidinonil-1,3,4-tiadiazino[6,5-b]indoles substituídos como potenciais agentes antimicrobianos. Verificou-se que os compostos (**41**) e (**42**) apresentavam efeitos inibitórios máximos contra *E.coli* e *S. aureus*.

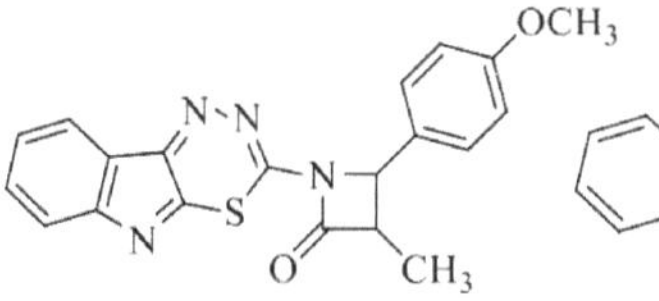

(41) 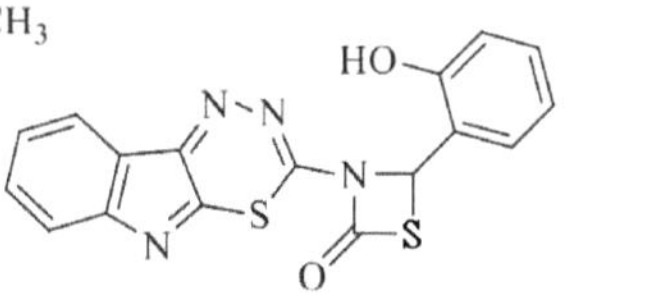   (42)

Uma série de derivados do indol foi sintetizada e avaliada biologicamente por Enien et. al.[49] , que descobriram que as indole-2- e -3-carboxamidas tinham propriedades antioxidantes por quimioluminescência e captura de ressonância de spin de electrões. Relataram ainda que os derivados (**43**) e (**44**) têm o efeito de eliminação mais forte sobre os radicais OH, ou seja, atenuação >30%, e os derivados (**44**) e (**45**) têm o efeito mais forte na eliminação de radicais superóxido.

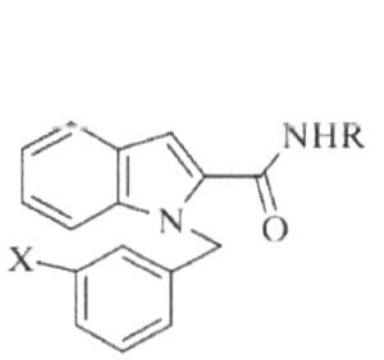

(43) X=H, R=Phenyl 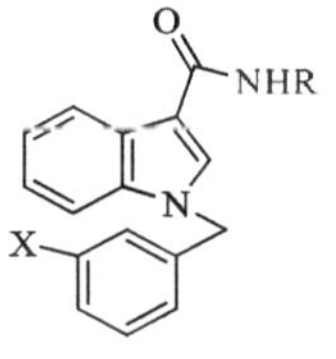   (44) X=H, R=Thiazolyl
(45) X=F, R=Thiazolyl

Schleigh et. al.[50] , relataram a síntese de um composto (**46**) que tem uma boa atividade fungicida agroquímica.

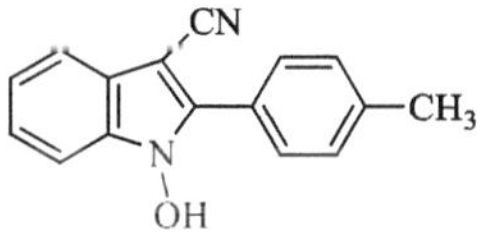

(46)

Forbes e colaboradores[51] sintetizaram várias piridil indolil ureias (47) e demonstraram que o cloridrato de N-(1-metil-1-5-indolil)-N-(3-piridil) ureia (47a) é um antagonista seletivo dos receptores 5-HT$_{1c}$. Este composto (47b) mostrou uma seletividade >348 vezes superior em estudos de ligação de ligandos para 5-HT$_{1c}$ em relação aos receptores 5-HT$_2$, 5-HT$_{1D}$, 5-HT$_3$, adrenérgicos α_1 , α_{2A} , β_1 , β_2 dopaminérgicos D$_1$ e D$_2$. O composto (47d) é um antagonista competitivo silencioso da hidrólise de fosfoinositídeos estimulada pela 5-HT no liexus da coroide do porco, um modelo da atividade funcional do recetor 5-HT, e foi também um antagonista superável do recetor 5-HT$_{1C}$ -like no fundo do estômago do rato.

(47)

Traimer e krepelka[52] prepararam derivados 2-bromo-13-nitro da ergolina (48) por nitração dos correspondentes compostos 2-bromo com ácido nítrico. Estes compostos são potenciais fármacos com ação sobre a secreção de prolactina e os receptores dopaminérgicos, bem como intermediários de fármacos com estas actividades. Chermann et. al.[53] , prepararam vários derivados de dipiridoindóis (49) e testaram-nos para o tratamento da SIDA. Dos vários compostos testados, o 1-[(γ-dietilaminopropil)-amino]-5-metildipirido[4,3-b] [3,4-1]indol. O 3HCl a 6,25-25 mg/ml inibiu a produção do vírus da imunodeficiência humana-1 (VIH-1) por linfócitos periféricos estimulados por PHA tratados com VIH-1. Este composto também inibiu a replicação do VIH-1 em macrófagos.

14

Cai-Guang Yuang et. al.[54] , sintetizaram a dragmacidina (50) que exibiu um amplo espetro de actividades biológicas. Inibiu o crescimento do vírus da leucemia felina, do patógeno fúngico oportunista *Cryptococcus neoforms* e *Candida albicans,* e das linhas celulares tumorais P 388 e A 549. Foi identificado que o (50) inibe seletivamente a óxido nítrico sintase neutra (bNOS) e é muito útil no tratamento das doenças de Alzheimer, Parkinson e Huntington.

(50)

Gnanamathi e colaboradores[55] sintetizaram indolil cromenos (51) e referiram que apresentava um excelente poder redutor e atividade de eliminação de radicais livres a uma concentração de 0,125 g/L quando comparado com BHA e BHT.

(51)

Hiremath et. al.[56] , sintetizaram vários análogos do indol ligados a diferentes grupos heterocíclicos e estudaram as suas propriedades biológicas. O núcleo do indol ligou-se aos oxadiazóis (52) através de uma ponte amino, ao triazol (53) e ao tiadiazol (54) foram sintetizados por estes trabalhadores[57] .

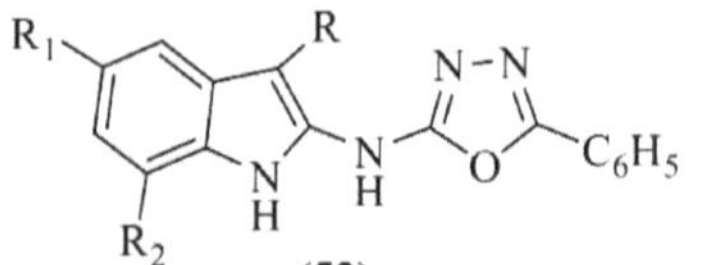

(52)

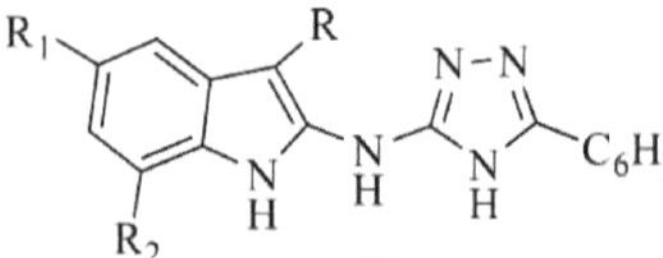

(53)

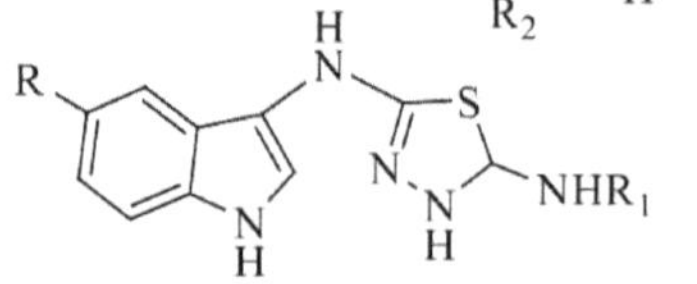

(54)

Vários derivados de indol com tiazolidinona **(55)**, tiadiazol **(56)**, oxadiazóis **(57)** e triazóis **(58)** foram preparados e analisados quanto às suas actividades antimicrobianas[58] . Alguns deles mostraram uma boa atividade contra *E. coil.*

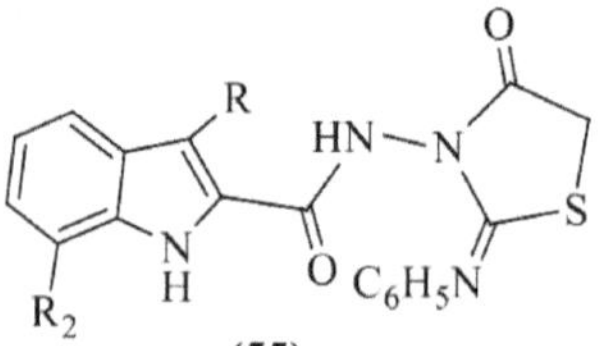

(55)

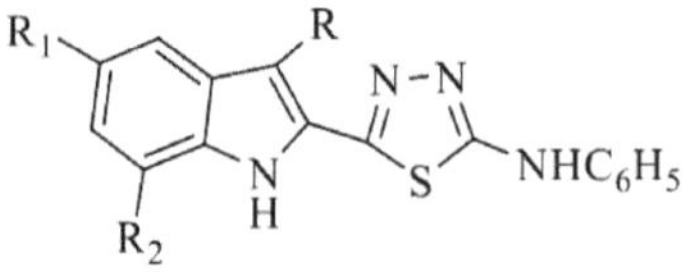

(56)

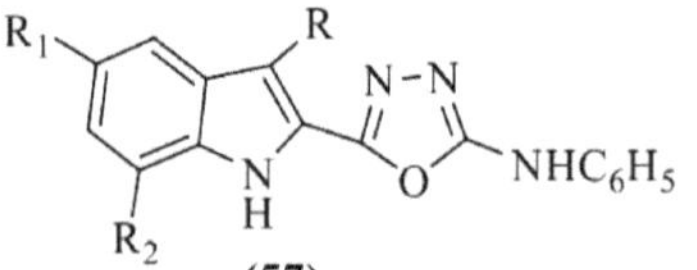

(57)

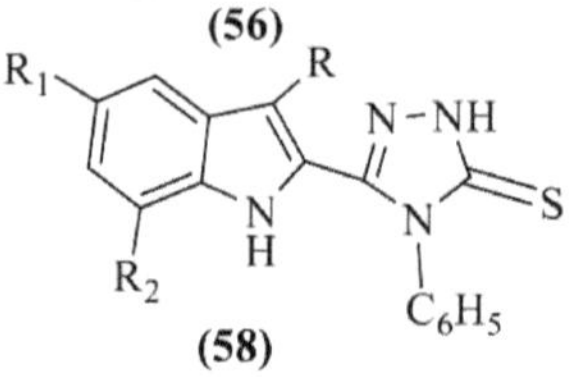

(58)

Biradar et. al.[59] , relataram a síntese de 1, 2-dissubstituído-4-[5'-substituído- 2'-fenil indol-3'-il metil-ona]imidazolin-5-(*4H*)-onas **(59)** e 5-(3,5-dicloro-1H-indol-2-il)-1,3,4-oxadiazol-2(*3H*)-tiona **(60)** e avaliaram a sua atividade antimicrobiana.

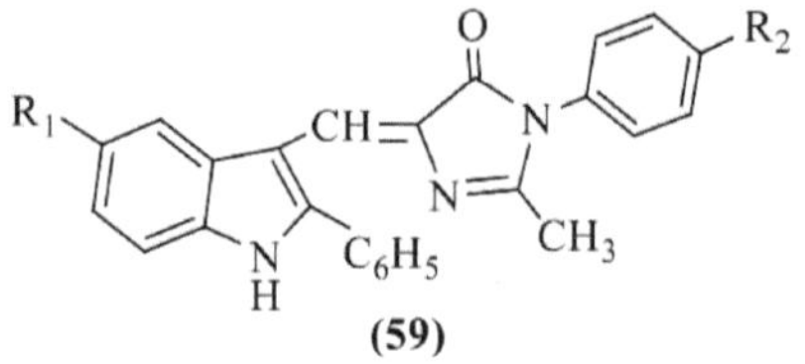

(59)

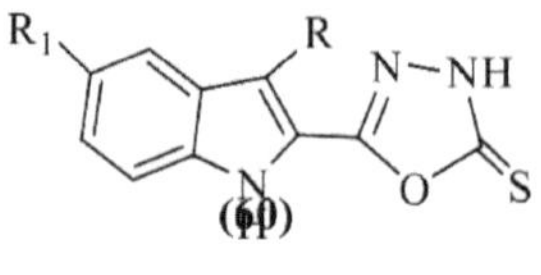

(60)

A síntese de 2-amino-4-(5', 2'-dissubstituído-1'*H-indol-3*'-il)-6-(2"-oxo-cromen- 3"-il)piridina-3-carbonitrilos **(61)** e os seus derivados como agentes biologicamente activos foram relatados por Biradar et. al.[60] ,

(61)

Purohit et. al.[61] , relataram a síntese e a atividade antimicrobiana de algumas novas 4-[(substituídas-2-fenilindol-3-il) metileno]oxazolinonas **(62)**.

(62)

Biradar et. al.[62,63] , relataram a síntese de 5-(5-cloro-2-fenil-1H-indol-3-il)-3-(piridina-2-il)-4,5-dihidroisoxazol, **(62a)** 5-cloro-2-fenil-3-(3-(piridina-2-il) -4,5-di-hidro-1H-pirazol-5-il)-1H-indole **(62b)** e [3-(5-cloro-2-fenil-1H-indol-3-il)-1-fenilalilideno]pirimidina-2,4,6(1H,3H,5H)-triona **(62b)** e testadas quanto às suas actividades antioxidante e de clivagem do ADN.

(62a) (62b) (62c)

REFERÊNCIAS

1. A. Baeyer, Chem Ber, **13**, 2254 (1880).

2. F. Kogel, A. J. Haagens-Smith, H. Z. Erxeben, *physiol. Chem.*, **214**, 241 (1933).

3. (a) G. W. Gribble, *The Alkoloids*, **39**, 239 (1990). (b) E. Bisagni, *Act. Chem. Ther.*, **17**, 33 (1990).

4. W. C. Rose, *Physiol. Rev.*, **18**, 109 (1938).

5. R. B. Van Order, H. G. Lindwall, **30**, 69 (1942).

6. M. E. Specter, R. V. Heinzieman, P. I. Weisblat, *J. Amer. Chem. Soc.*, **73**, 5515 (1951).

7. A. Hoffman, A. Frey, H. Ott, T. H. Petrizika, F. Troxler, Experiments (Basel) **14**, 397 (1958).

8. W. C. Sumpter, F. M. Miller, "Compostos Heterocíclicos com Sistema de Indole e Carbazole". Ed Interscience Publishers, Inc. Nova Iorque (1954).

9. R. J. Sundberg, "The Chemistry of Indoles" Academic Press, Nova Iorque (1970).

10. W. A. Remars, R. E. Brown, Indoles, W. J. Holihan, Ed. John Wiley, Nova Iorque, 1 (1972).

11. B. Srivastava, Y. Shukla, *Cancer Lett.*, **91**, 134 (1998).

12. M. Qi, A. E. Anderson, D. Z. Chen, S. Sun, K. J. Auborn, *Mol. Med.*, **11**, 59 (2005).

13. L. Jin, M. Qi, D. Z. Chen, A. Anderson, G. Y. Yong, J. M. Arbeit, K. J. Auborn, *Cancer Res.*, **59**, 3991 (1999).

14. C. J. Grubbs, V. E. Steele, T. Casebolt, M. M. Juliana, I. Eto, I. M. Whitaker, K. H. Dragnev, G. J. Kelloff, L. R. Lubet, *Anticancer Res.*, **15**, 709 (1995).

15. (a) V. P. Garikapaty, B. T. Ashok, Y. G. Chen, A. Mittelman, M. Iatrapoulus, R. K. Tiwari, *Oncol Rep.* **13**, 89 (2005). (b) F. H. Sarkar, Y. Li, *J. Nutr.*, **134**, 3493S (2004).

16. T. Kojima, T. Tanaka, H. Mori, *Cancer Res.*, **54**, 1446 (1994).

17. B. Srivastava, Y. Shukla, *Cancer Lett.*, **134**, 191 (1998).

18. a) T. H. Carter, K. Liu, W. J. Ralph, D. Z. Chen, M. Qi, S. Fan, F. Yuan, E. M. Rosen,
K. J. Auborn, *J. Nutr.*, **132**, 3314 (2002). b) I. Chen, A. McDougal, F. Wang, S. Safe, *Carcinogenesis*, **45**, 1129 (1998).

19. X. Chang, J. C. Tou, C. Hong, H. A. Kim, J. E. Riby, G. L. Firestone, L. F. Bjeldones,
Carcinogénese, **26**, 771 (2005).

20. T. Y. Shen, C. A. Winter, *Adv. Drug Res.*, **12**, 89 (1987).

21. W. Fenuk, P. R. A. Humphrey, *Drug Der. Res.*, **26**, 235 (1992). 22. W. H. Frishman, *J. Med.*, **308**, 940 (1983).

23. E. A. Schneider e F. Wrigthman, Rel. *Comp. Compr. Treatise*, **1**, 29 (1978).

24. A. Brossi, M. Suffness, *The Alkoloids*, **37**, 1 (1990).

25. E. Schlittler, *The Alkoloids*, **8**, 287 (1965).

26. N. N. Osborne, *Biology of Serotonergic Transmission, John Wiley, Chichester, Reino Unido*, 1982.

27. A. Baeyer, *Ann.*, **140**, 295 (1866).

28. J. K. Anna, T. H. Mark, *Chem. Rev.*, **110**, 4489 (2010).

29. S. M. Deepa, D. G. Beverley, D. Santy, *Biosci. Rep.* **27**, 299 (2007).

30. D. S. Mehta, K. H. Sikotra, H. V. Shah, *Indian J. Chem*, **44B**, 2594 (2005).

31. N. Nagaraja, V. Sharath, H. Vijaykumar, H. Swetha, *Chem. Sci. Trans.*, **2(1)**, 113 (2013).

32. K. Dharmendra, K. Narendra, K. Sandeep, Tarun Singh, C. P. Singh, *Int. J. Engg. Sci. Tech.*, **2(7)**, 2553 (2010).

33. N. Misawa, R. Nakamura, Y. Kagiyama, H. Ikenaga, F. Furukawa, K. Shindo, *Tetrahedron*, **61**, 195 (2005).

34. C. Peifer, T. Stoiber, E. Unger, F. Totzke, C. Schächtele, D. Marmé, R. Brenk, G. Klebe, D. Schollmeyer, G. Dannhardt, *J. Med. Chem.*, **49**, 1271 (2006).

35. J. A. Joule e K. Mills, *Heterocyclic Chemistry at a Glance*, Blackwell Publishing Ltd., Oxfoed, 132, 2007.

36. S. Chandrasekaran, A. M. Al-Ghananeem, R. M. Riggs, P. A. Crooks, *Bioorg. Med. Chem. Lett.*, **16**, 1874 (2006).

37. K. W. Woods, R. W. McCroskey, M. R. Carol, K. Wada, K. I. Hulkower, R. L. Bell,
Bioorg. Med. Chem. Lett., **11**, 1325 (2001).

38. W. Hu, Z. Guo, X. Li, C. Guo, F. Chu, G. Cheng, *Bioorg. Med. Chem.*, **11**, 5539 (2003).

39. T. M. Williams, T. M. Ciccarone, W. S. Saari, J. S. Wali, W. J. Greenlee, S. K. Balani,
M. E. Goldman, A. P. Theonardes, *Eur. Pat.*, **530**, 907 (1993); *Chem. Abstr.*, **119**, 95338a (1993).

40. R. Silvestri, G. DeMartino, G. LaRgina, M. Artoco, S. Massa, L. Vargiu, M. Mura, A.
G. Loi, T. Marrceddu, P. La Colla, *J. Med. Chem.*, **46**, 2482 (2003).

41. B. L. Flynn, E. Hamel, M. K. Jung, *J. Med. Chem.*, **45**, 2670 (2002).

42. W. J. Greenlee e P. C. Srinivasan, U.S. US 5,124, 327 (1992), Chem. Abstr., **117**, 2478r (1992).

43. Hiari-Al Yusuf, Qaisi M. Ali, Abaddah-El Mustafa, *Monastshefte Fur, Chemical*, **137**, 243 (2006).

44. S. S. Panda, P. V. R. Chowdary, B. S. Jayshree, *Indian. J. Pharm. Sci.*, **71(6)**, 684 (2009).

45. S. Hanif, E. Burcu, G. Handa, S. Sibel, O. Seckin, *Molecules*, **15**, 2187 (2010).

46. N. Nagaraja, V. K. Honnaiah, T. H. Salakatte, *Eur. J. Chem.*, **2(3)**, 337 (2011).

47. S. Sibel, S. C. Seyhan, C. Tulay, *Chem. Biol. Drug. Res.*, **79**, 76 (2012).

48. H. Panwar, R. S. Verma, V. K. Srivastava, A. Kumar, *Indian J. Chem*, **45B**, 2099 (2006).

49. H. Y. A. Enein, I. Kruk, K. Lichszteld, T. Michalska, A. Kiadna, S. Marczynski, S. Olgen, *Luminescence,* **19**, 1 (2004).

50. W. R. Schloigh, T. R. Wolter, Eur. Pat. Appl. EP 472, 231, (1992); *Chem. Abstr.,*

116, 214, 244c (1992).

51.   I. T. Forbes, G. A. Gadre, P. Ham, C. J. Hayward, R. T. Martin, Thompson, M. D. Wood, G. S. Boxer, *J. Med. Chem*, **36**, 1104 (1993); *Chem. Abstr*, **118**, 233814v (1993).

52.   J. Taimer, J. Krepelka, *Checo. Cs.* 262, 148 (1989); *Chem. Abstr.*, **112**, 198877p (1990).

53.   J. C. Chermann e S. Marchetto, Eur. Pat. Appl. EP. 394,112 (1990); *Chem. Abstr*, **115**, 22205r (1991).

54.   Cai-Guang Yang, Gang Liu, Biao Jiang, *J. Org. Chem.*, **67**, 9392 (2002).

55.   S. Gnanamathi, T. P. Paramashivan, Urmila Rao, K. S. Praveen, *Indian J. Chem*, **48B**, 1319 (2009).

56.   S. P. Hiremath, B. H. M. Mruthyunjayaswamy, M. G. Purohit, *Indian J. Chem.*, **16B**, 789 (1978).

57.   S. P. Hiremath, P. S. Badami, M. G. Purohit, *Indian J. Chem.*, **24B**, 1235 (1985).

58.   S. P. Hiremath, V. N. Sonar, K. Raj Shekhar, M. G. Purohit, *Indian J. Chem.*, **28B,** 626 (1989).

59.   J. S. Biradar, Renukadevi Patil, S. P. Hiremath, S. Y. Manjunath, *Indian J. Heterocycl. Chem.*, **6,** 277 (1997).

60.   J. S. Biradar, Doddappa Anekal, *Indian J. Heterocyclic Chem*, **16**, 375 (2007).

61.   M. G. Purohit, Jaishree Badiger, K. Manjulatha, *Indian J. Heterocyclic Chem*, **16**, 375 (2007).

62.   J. S. Biradar, B. Sharanbasappa, S. M. Praveen, B. S. Sashidhar, *Org. Chem. Indian J.,* **4(4)**, 266 (2008).

63.   J. S. Biradar, B. S. Sashidhar, R. Praveen, *Eur. J. Med. Chem.*, **45**, 4074 (2010).

CAPÍTULO 2
Derivados da piridina e da pirimidina

A. Piridina

A piridina é utilizada como precursor de produtos agroquímicos e farmacêuticos, sendo um importante solvente e reagente. Desempenha um papel fundamental na catalisação de sistemas biológicos e químicos. Muitos dos análogos da piridina, da pirimidina e da naptiridina foram avaliados farmacologicamente e revelaram ter actividades anticancerígenas[1] , antimaláricas[2] , antituberculose[3] , antituberculostáticas[4,] e antibacterianas[4] . Os compostos que contêm anéis de pirimidina fundidos têm atraído muita atenção devido à sua vasta gama de actividades biológicas, particularmente na investigação do cancro e dos vírus[5] . Além disso, as pirimidinas substituídas por um grupo amino na posição 2 ou 4 são farmacóforos conhecidos em várias abordagens de conceção de medicamentos baseadas na estrutura em química medicinal [6,7] .

Bernardino et. al.[8] , sintetizaram novos derivados 4-(fenilamino)tieno[2,3-b]piridina (**63**), que mostraram atividade inibitória contra o vírus Herpes simplex tipo 1 (HSV-1). As relações estrutura-atividade (SAR) destes compostos em comparação com as 4-(fenilamino)-*1H-pirazolo*[3,4-b]piridinas (**64**) revelaram várias actividades biológicas, tais como anti-HIV-1 e -Vaccı'nia virus[9] . Attia et. al.[10] sintetizaram alguns ribosídeos de piridina utilizados no tratamento de doenças causadas pelo VIH. Os 1-(β-D-ribofuranosil)-piridina-2-tiões (**65**) foram considerados os agentes anti-HIV mais activos.

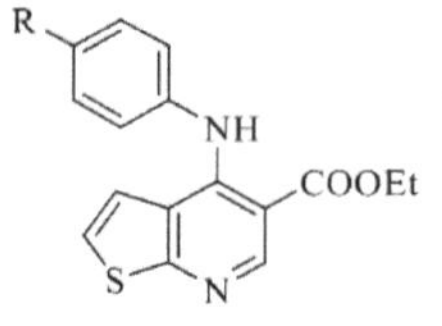

R= H, CH_3, NO_2, F
(**63**)

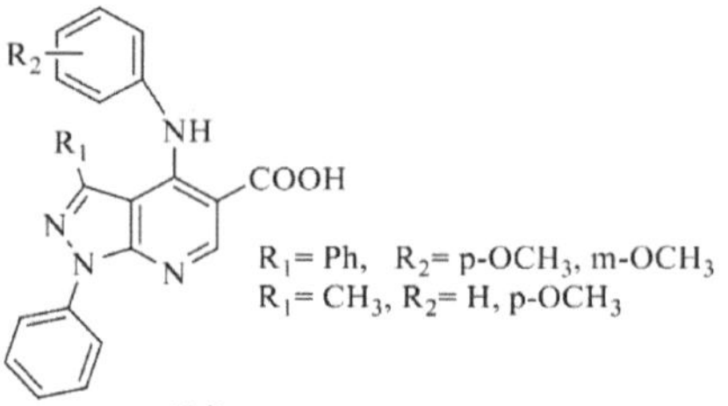

(**64**)

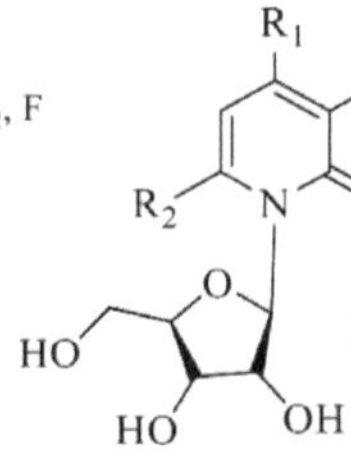

R_1= Ph, R_2=p-Cl phenyl

(**65**)

[11] Chezal et al. , sintetizaram uma série de imidazo[1,2-a]pirrolo[2,3-c]piridina (**66**),
que são activos contra o vírus da peste suína clássica (CSFV) e o vírus da doença da fronteira
(BDV) do género Pestivirus. Os pestivírus causam doenças importantes do gado, como a virose
bovina

diarreia nos bovinos, peste suína clássica nos suínos e doença da fronteira nos ovinos .[12]

R_1= Me, R_2= H, R_1= Ph, R_2= H, R_1= m-MeOPh, R_2= H,
R_1= CF_3, R_2= H, R_1= i-Pr, R_2= H, R_1= t-Bu, R_2= H,
R_1= H, R_2= Br, R_1= Me, R_2= Br, R_1= Me, R_2= NO_2,

(**66**)

Jong-Keun Son et. al. sintetizaram piridinas 2, 6-diaril-substituídas[13] (**67**) com
citotoxicidade contra várias linhas celulares de cancro humano. Tem atividade citotóxica
e inibidora da topoisomerase-I.

(**67**)

Bahekar et. al.[14] , sintetizaram uma série de 2,5-dissubstituídos-3-imidazol-2-il-
pirrolo[2,3-b]piridinestino[2,3-b]piridinas (**68**, **69** e **70**). A atividade insulinotrópica
dependente da glucose *in vitro* destes compostos foi avaliada utilizando um ensaio
baseado em células RIN5F e todos os compostos testados apresentaram secreção de
insulina dependente da glucose e da concentração[15].

BL11282
(**68**)

(**69**)

R_1= H, R_2= H
R_1= H, R_2= Br
R_1= H, R_2= NO_2

(**70**)

R_1= H, R_2= Cyclohexane
R_1= H, R_2=Cl
R_1= H, R_2= ph

B) Derivados da pirimidina

Os derivados de pirimidina e de pirimidina heterocíclica fundida são amplamente reconhecidos pela sua importância biológica, particularmente porque demonstram uma vasta gama de acções farmacológicas. Consequentemente, a pirimidina foi objeto de uma vasta gama de alterações estruturais para produzir derivados com maior eficácia biológica. A pirimidina é o núcleo parental de um grande grupo de compostos heterocíclicos, que têm atraído a atenção desde há muito tempo. Os derivados da pirimidina ocorrem em produtos naturais[16] como os ácidos nucleicos e a vitamina B_1 , que têm uma importância farmacêutica notável devido às suas actividades biológicas[17-21] . Alguns dos derivados da pirimidina, por exemplo, os nucleótidos de citosina, demonstraram ser os agentes terapêuticos mais eficazes no tratamento da SIDA[22] . O agente antitumoral fluorouracil e os seus análogos contêm anéis de pirimidina nas suas estruturas. Têm também aplicações na composição de cristais líquidos[23] .

O anel pirimidínico encontra-se nas vitaminas tiamina[24] (**71a**), riboflavina[24] (**71b**), ácido fólico[24] (**72**) e barbitona[24] (**73**). O primeiro barbitúrico, que é um derivado da pirimidina, apresenta actividades hipnóticas, sedativas e anticonvulsivantes.

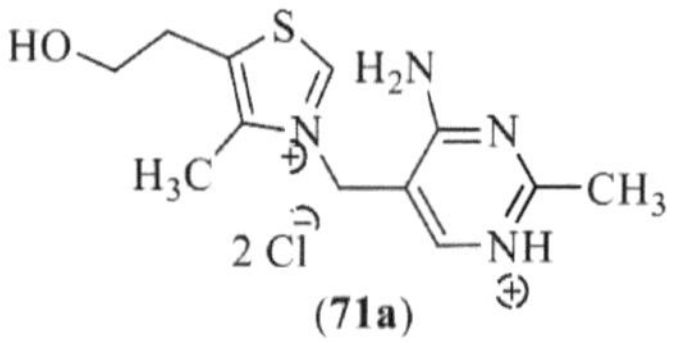

(**71a**)

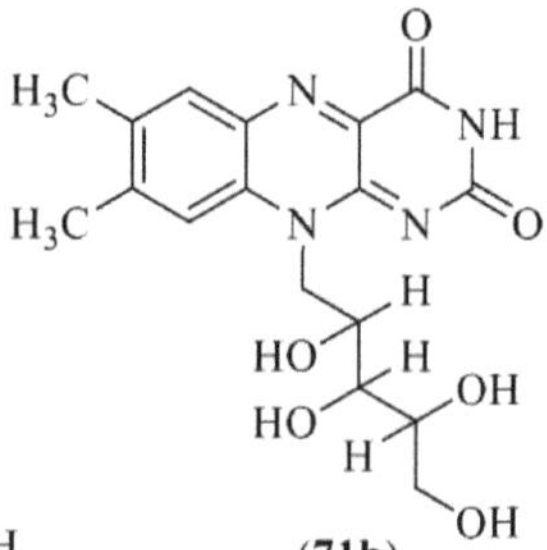

(**71b**)

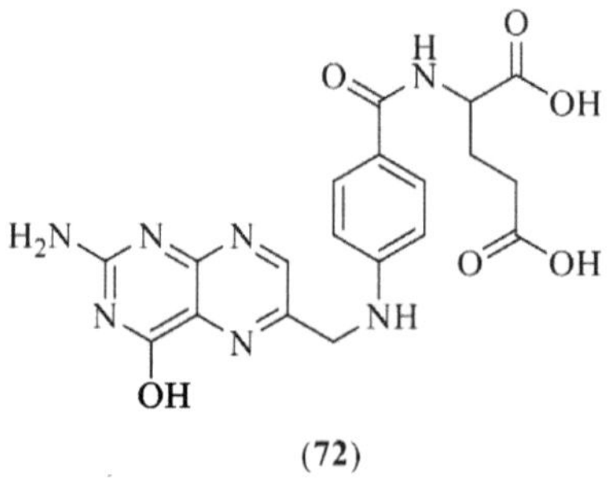

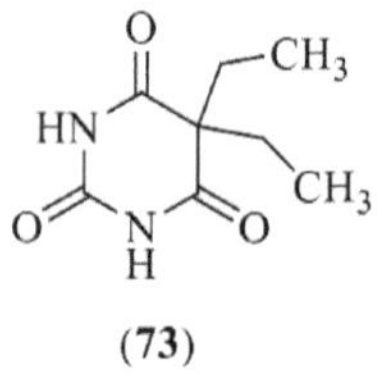

(**72**)

(**73**)

O 5-fluorouracilo[25-28] (**74**) e a 5-flouro-2'-desoxiuridina (**75**) são os nucleósidos de pirimidina fluorados. Foram utilizados regularmente no tratamento do cancro da mama, de tumores do trato gastrointestinal e de outros tumores sólidos. O 5-Tiouracil (**76**) apresentou actividades antineoplásicas úteis[29] .

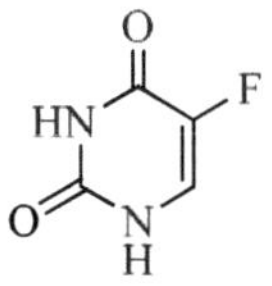

(74) 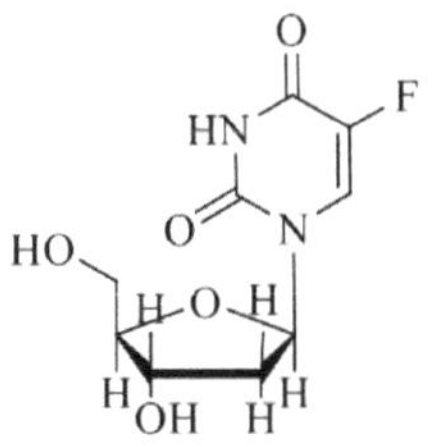   (75) 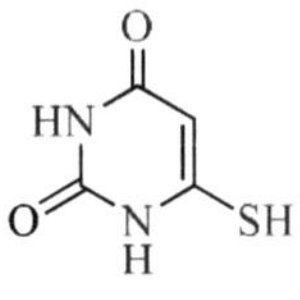   (76)

Hitchings[30] , em 1948, fez uma observação importante de que um grande número de 2,4-diamino-pirimidinas e algumas 2-amino-4-hidroxi-pirimidinas eram antagonistas do ácido fólico. Entre os derivados da 2,4-diaminopirimidina, a pirimetamina (**77**) é um inibidor seletivo da DHFR dos *plasmódios* da malária. O trimetoprim (**78**), um medicamento antibacteriano, é também um inibidor seletivo e inibe seletivamente a DHFR bacteriana[31] .

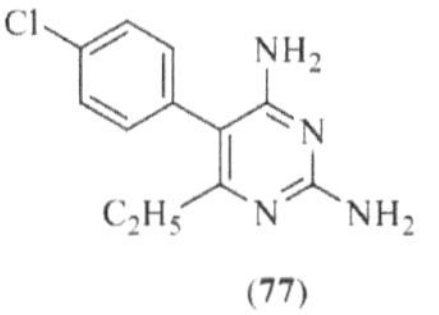

(77) 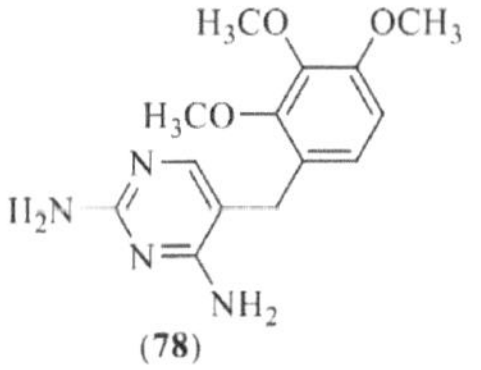   (78) 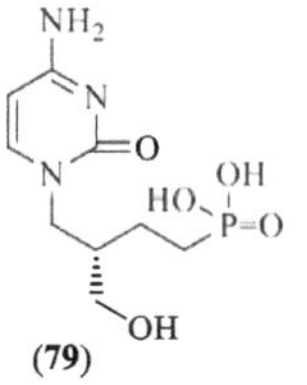   (79) 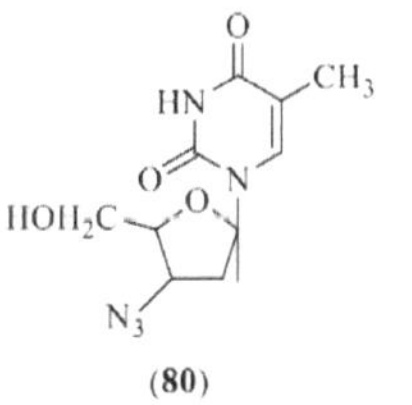   (80)

O cidofovir[32] (**79**), um antimetabolito do trifosfato de desoxicitosina, foi utilizado para o tratamento do citomegalovírus (CMV) em doentes com SIDA. A zidovudina[33] (**80**) é um análogo da timidina em que o grupo azido é substituído na posição 3 da porção de desoxirribose. É ativa contra os vírus tumorais ARN (retrovírus), que são os agentes causadores da SIDA e da leucemia de células T. É utilizado na SIDA e no complexo relacionado com a SIDA (ARC) para controlar as infecções oportunistas, aumentando a contagem absoluta de linfócitos CD $4+$[34] .

Palmar e colaboradores[35] sintetizaram a 6-(p-anisil)-5-ciano-2-mercapto-3,4-dihidropirimedina-4-ona (**81**) e analisaram as actividades antimicrobianas contra várias estirpes de fungos e bactérias.

(81)

O desenvolvimento de novos agentes antimicrobianos (antibacterianos e antifúngicos) continua a atrair a atenção e é uma área de investigação rigorosa. Embora exista um grande número de antibióticos e quimioterapêuticos disponíveis para utilização médica, a resistência antimicrobiana criou uma necessidade substancial de uma nova classe de agentes antimicrobianos nas últimas décadas[36-38] . As pirido[2,3-d]pirimidinas e os seus derivados têm um estatuto distinto como agentes farmacêuticos. Verificou-se que possuem um elevado valor terapêutico como antídotos contra herbicidas[39] , diuréticos[40] , anti-inflamatórios[41] , insecticidas[423] , anticancerígenos e antivirais[43-47] , anticonvulsivos[48] , reguladores de crescimento[49] , antileishmaniose[50] e agentes anticancerígenos[51] .

Mohamed et. al.[52] , sintetizaram pirido[2,3-d]pirimidinas (**82**) e testaram *in vivo*

atividade antitumoral contra células de carcinoma do pulmão (H460 e H466) e do fígado (HEPG2).

R=2-thienly, 2-furyl, 2-naphthuyl
Ar=Ph, C$_6$H$_4$, 4-OCH$_3$

(82)

Os carboxilatos de pirido[2,3-d]pirimidina (**83**) foram sintetizados por

P. Shanmugasundaram et. al.[53] , e avaliaram a sua atividade citotóxica utilizando três linhas de células cancerígenas humanas: cancro do cólon (HT29), cancro do fígado (HepG2) e cancro do colo do útero (Hela) com o ensaio MTT, que revelou uma atividade significativa.

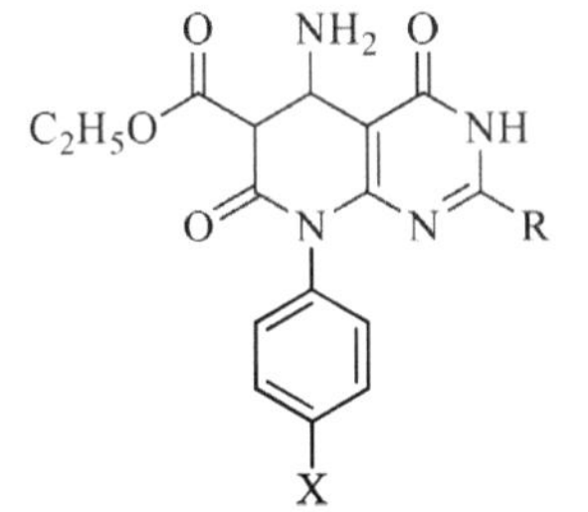

$$X=F, Cl, Br$$
$$R=COOCH_3, OCH_3$$

(83)

Yang et. al.[54] , sintetizaram uma série de derivados N-3-substituídos de 7-aminopirido [2,*3-d*]pirimidina-6-carbonitrilo **(84-89)** e avaliaram-nos quanto às suas actividades antiproliferativas em cinco tipos de células tumorais (SW620).

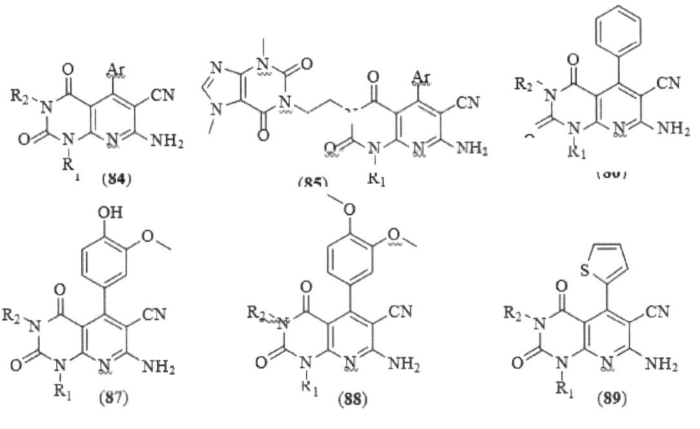

(84) **(85)** **(86)**

(87) **(88)** **(89)**

B. Leal et. al.[55] , efectuaram as avaliações biológicas e teóricas dos ácidos 4-(arilamino)-*1-fenil-1H-pirazolo*[3,4-b]piridina-5-carboxílicos **(90)** e revelaram que o derivado *1H-pirazolo*[3,4-b]piridina **(90)** tem uma atividade antibacteriana significativa contra uma estirpe clínica de *S. epidermidis* resistente aos medicamentos. O (MIC) dos derivados activos contra *S. epidermidis* foi semelhante ao da oxacilina e duas vezes melhor do que cloranfenicol[56] .

HOOC

(90)

A tiazolo-pirimidina é um dos motivos de interesse. A literatura sobre as tiazolo-pirimidinas foi revista em[57-59] . A importância do sistema de anéis tiazolo-pirimidina como antipurina e, por conseguinte, a sua importância como agente anticancerígeno foi reconhecida anteriormente[60] . Possui amplas actividades antimicrobianas, incluindo bacteriostática, antiprotozoária e anti-esquistossomótica[61-63] . Além disso, verificou-se que vários derivados de tiazolo-pirimidina possuem propriedades moluscicidas[64] .

Uma série de análogos de alquil e alquenil guanina contendo um sistema de anéis de tiazolo[4,5-d] pirimidina foi preparada por Lewis.[65] Na avaliação preliminar da eficácia antiviral contra o citomegalovírus humano (HCMV) e o vírus do herpes simplex, a maioria dos compostos foi considerada altamente ativa em comparação com os medicamentos padrão. Furrer et al[66] ., documentaram uma série de tiazolo[3,2-c]pirimidinas. Os resultados de avaliações *in vivo* em ratos mostraram que muitos destes compostos produzem um aumento pronunciado do colesterol HDL e uma diminuição acentuada do colesterol LDL e VLDL. Novas 2-benzilidina-7-metil-3-oxo-5-aril-2,3-di-hidro-5H-tiazolo[3,2-a] pirimidinas foram sintetizadas por Tozkoparan e colaboradores[67] . Estes compostos foram testados quanto às suas actividades anti-inflamatórias. Os resultados revelaram que a maioria dos compostos exerceu uma atividade anti-inflamatória moderada na dose de 100mg/kg em comparação com a indometacina. Mark Hellberg e colaboradores[68] descobriram uma série de tiazolopirimidinas mesoiónicas e análogos relacionados, que foram examinados como inibidores da agregação plaquetária humana. Abdel-Hafez et al[69] ., sintetizaram novos derivados de tiazolopirimidina e estudaram a sua atividade antifúngica. A maioria dos compostos mostrou uma maior atividade fungitóxica. Mobinikhaledi et al[70] ., descobriram novas tiazolopirimidinas e apresentaram-nas como agentes antibacterianos. Hammam e colaboradores[15] prepararam algumas novas tiazolopirimidinas e examinaram a sua atividade anticancerígena.

Recentemente, El-Hawash et al[71] ., documentaram 2-tióxo-2,3-di-hidro-6H-tiazolo[4,5-d]pirimidinas substituídas e todos os compostos foram avaliados quanto à sua atividade anticancerígena utilizando o programa de rastreio *in vitro* USA-NCI. Entre os compostos testados, alguns apresentaram um valor elevado de percentagem de inibição do crescimento tumoral a concentrações de 10-5 a 10-7 M em todas as linhas de células cancerígenas.

Sayed et al[72] ., prepararam derivados de tiazolopirimidina e testaram a sua atividade antimicrobiana. Baxter et al[73] ., sintetizaram derivados de tiazolopirimidina e testaram a sua atividade antagonista do recetor CXCR2. O desenvolvimento de uma síntese eficiente e selectiva através da modificação estrutural das tiazolopirimidinas tem atraído cada vez mais atenção nos últimos anos, uma vez que estas apresentam frequentemente propriedades fisiológicas únicas.

O núcleo heterocíclico desempenha um papel importante na química medicinal e serve de modelo fundamental para o desenvolvimento de vários agentes terapêuticos. Os estudos sintéticos da pirimidina fundida têm sido amplamente divulgados devido à sua diversidade estrutural e à associação com um vasto espetro de atividade biológica. Ao longo dos anos, observou-se que os derivados do tiazol possuem diferentes actividades biológicas, tais como anti-hipertensiva[74] , anti-inflamatória[75] , anti-esquizofrénica[76] , antibacteriana[77] , anti-HIV[78] , hipnótica[79] , anti-alérgica[80] e, mais recentemente, analgésica[81] , antagonistas dos receptores de fibrinogénio com atividade antitrombótica[82] , inibidores da DNA girase B bacteriana[83] e actividades antitumorais e citotóxicas.

Além disso, os derivados de pirimidina são uma das estruturas mais proeminentes presentes nos ácidos nucleicos, incluindo o uracilo, a timina, a citosina, a adenina e a guanina, que são blocos de construção fundamentais do ácido desoxirribonucleico (ADN) e do ácido ribonucleico (ARN). Desempenham também um papel essencial em vários processos biológicos, presentes em antibióticos nucleósidos, antibacterianos e cardiovasculares, bem como em reacções químicas consideráveis. Os derivados de pirimidina condensada foram descritos como antimicrobianos[04] , analgésicos, antivirais, anti-inflamatórios[85] , anti-VIH[86] , anti-tuberculosos[87] , anti-tumorais[88] , anti-neoplásicos[89] , anti-malária[90] , diuréticos[91] , agentes cardiovasculares[92] e hipnóticos para o sistema nervoso[93] , antagonistas dos receptores sensíveis ao cálcio[94] e também antagonistas do recetor humano de adenosina A2A[95] . Devido ao grande potencial destas duas moléculas, os cientistas sintetizaram análogos da tiazolopirimidina para avaliar as suas várias actividades farmacológicas. As tiazolo[3,2-a]pirimidinas são de interesse farmacológico devido à sua atividade anti-inflamatória[96,97] psicofarmacológica[98] , bactericida[99,] e antiviral como inibidores da transcriptase reversa do VIH-1[100] .

Alam et al[101] ., sintetizaram uma nova série de derivados de tiazolo[3,2-a]pirimidina utilizando 4-fluoro anilina e acetoacetato de etilo como material de partida. A atividade anti-inflamatória foi avaliada pelo método do edema da pata do rato e a atividade antinociceptiva foi avaliada pela técnica do estímulo térmico. Verificou-se que os compostos 5-(4-clorofenil)-   2-(4-fluorobenzilideno)-7-metil-3-oxo-2,3-dihidro-5H-tiazolo[3,2-a] pirimidina-6-carboxílico (4-fluoro-fenil)amida do ácido **(91) possuíam** actividades anti-inflamatórias e antinociceptivas significativas. Bekhit et al[102] ., sintetizaram algumas tiazolo[4,5-d]pirimidinas *1H-pirazolil* substituídas e avaliaram a sua atividade anti-inflamatória utilizando o método do edema da pata de rato induzido por carragenina. A potência anti-inflamatória dos compostos testados foi comparada com a do medicamento padrão indometacina. Os derivados de tiazolopirimidina **(92)** mostraram uma boa atividade anti-inflamatória comparável à da indometacina, com atividade ulcerogénica nula ou mínima.

(91)   **(92)**

Youssef et al[103] ., sintetizaram o 3-(4,5-di-hidro-3-metil-5-oxo-1-fenil-1H-pirazol-4-il)-6H-tiazolo[3,2-a]pirimidina-5,7-diona **(93),** que mostrou um largo espetro de atividade antifúngica mas um espetro estreito de atividade antibacteriana com concentrações inibitórias mínimas (MIC=5-50mg/cm^3). Amr et al[105] ., sintetizaram derivados de tiopirimidina, pirano, pirazolina e tiazolopirimidina e avaliaram-nos quanto às suas actividades analgésica e antiparkinsónica. O rastreio farmacológico destes compostos mostrou que possuem uma boa atividade analgésica e antiparkinsónica comparável à do valdecoxib e da benzatropina como fármacos de referência, respetivamente. Derivados de tiazolopirimidina A 7-[(2-cloro-6-etoxipiridina-4-il)-2-(fenilmetileno)-5-(2-tienil)-2,3-di-hidro-5-tiazolo[3,2-a] pirimidina **(94)** apresentou a atividade antiparkinsónica mais potente, com potências relativas de 0,80 em comparação com a benzatropina.

Fahmy et al[106] ., sintetizaram uma série de novos derivados fluorados de tiazolo[4,5-d]pirimidina e analisaram a sua atividade anticancerígena contra 60 linhas de células tumorais humanas. O composto **(95)** mostrou uma melhor atividade anticancerígena contra linhas de células tumorais. Beck et al[107] ., sintetizaram uma série de tiazolo[4,5-d]pirimidina-onas e -tiões e avaliaram asua atividade antipsicótica, antagonizando a atividade do fator de libertação de corticotrofina. O composto **(96)** mostrou uma melhor atividade antipsicótica.

Revankar et al[108] ., sintetizaram 5-amino-3-(4-hidroxibut-2-enil)tiazolo[4,5-d] pirimidina-2,7(3H,6H)-diona **(97)** e testaram a sua atividade antiviral contra o citomegalovírus humano (HCMV).

REFERÊNCIAS

1.   K. S. Sanjay, J. Manu, T. S. Anu, Alka madam, R. Nidhi, V. Manupriya, *Bioorg. Med. Chem. Lett.,* **17**, 6660 (2007).
2.   V. Harinadha babu, P. Senthil kumar, K. K. Srinivasan, G. Varadaraja bhat, *Indian J. Pharm. Sci.,* **66(5)**, 647 (2004).
3.   Z. Shuren, Z. Quan, G. Chandrashekar, Li Meng, Lai Wei, S. Erika, K. Yuliang, *Bioorg. Med. Chem. Lett.,* **17**, 6101 (2007).
4.   A. A. Siddiqui, R. Rajesh, Mojahid-ul-Islam, V. Alagarsamy, S. N. Meyyanathan, B.
P. Kumar, B. Suresh, *Ata Pol. Pharm.,* **64**, 17 (2007).
5.   M. Baba, R. Pauwels, P. Herdewijin, D. E. Clerq, J. Desmyter, M. Vandeputte, *Biochem. Biophys. Res. Commun.,* **142(1)**, 128 (1987).
6.   P. G. Baraldi, A. Bovero, F. Fruttaroto, R. Romagnolo, M. A. Tabrizi, D. Preti, K. Varani, A. P. Bonea, A. R. Moorman, *Bioorg. Med. Chem.,* **11**, 4161 (2003).
7.   P. Amutha, S. Nagarajan, *Synth. Commun.,* **39**, 3348 (2009).
8.   http//en.wikipedia.org/wiki/pyridine.
9.   A. M. R. Bernardino, L. C. S. Pinheiro, C. R. Rodrigues, N. I. Loureiro, H. C. Castro,
A. Lanfredi-Rangel, J. Sabatini-Lopes, J. C. Borges, J. M. Carvalho, G. A. Romeiro,
V. F. Ferreira, I. C. P. P. Frugulhetti, M. A. Vannier-Santos, *Bioorg. Med. Chem.,* **14**, 5765 (2006).
10.   A. M. Attia, H. A. Mansour, *Nucleosides & Nucleotides*, **18(10)**, 2301 (1999).
11.   H. D. Gavin, De Novo, *Tetrahedron*, **60**, 6043 (2004)
12. J. Chezal, *Eur. J. Med. Chem.,* **45**, 2044 (2010).
13.   Jong-Keun Son, Eung-Seok Lee, *Eur. J. Med. Chem.,* **43**, 675 (2008).
14.   M. S. Bhatia, *International J. Drug Discovery,* **1 (1)**, 1 (2009).
15.   R. H. Bahekar, M. R. Jain, P. A. Jadav, V. M. Prajapati, D. N. Patel, A. A. Gupta, A. Sharma, R. Tom, D. Bandyopadhya, H. Modi, R. P. Patel, *Bioorg. Med. Chem.,* **15**, 6782 (2007).
16.   R. R. Williams, J. K. Cline, *Am. Chem. Soc.,* **58**, 1505 (1936).
17.   C. D. Reidlinger, R. Worczak, W. M. F. Fabian, H. Junek, *Dyes and pigment*, **24**, 185 (1994).
18. G. E. Hardtman, H. Otto, U. S. Pat. 366369, *Chem. Abstr.,* **77**, 52313 (1972).
19.   D. J. Brown, The pyrimidines, Suppl II, Editado por A. Weissberger e C. E. Taylor, The Chemistry of Heterocyclic Compounds (John Wiley Interscience, New York) (1985).
20.   D. J. Brown, pyrimidines, editado por A R Katritzky e C. W. Rees, Comprehensive Heterocyclic chemistry, Vol-III, (Pergamon Press, Oxford) 57 (1984).
21.   C. Kashima, Katoh, Y. Omote, *Yakugaku Zasshi*, **97**, 421 (1982).
22.   M. Okabe, R.C. Sun, G. B. Zenchoff, *J. Org. Chem.,* **56**, 4393 (1991).
23.   Vishnu J Ram, *J. Prakt. Chemie. Band*, **331**, 893 (1989).
24.   a) R. A. Cox, *Quart. Rev.,* **22**, 499 (1968); b) J. A. Eussell, *Annu. Rev. Biochem.,* **14**, 309 (1945).
25. R. A. Cox, *Quart. Rev.* **22**, 934 (1968).

26. P. Callery, P. Gannett, Cancer and cancer chemotherapy. Em Foye's Principles of Medicinal Chemistry (editores, D. A Williams e T. L Lemke.), Lippincott Williams and Wilkins, Philadelphia, 934 (2002).
27. D. J. Black, R. B. Livingston, *Drugs,* **39**, 489 (1990).

28. A. D. Broom, *J. Med. Chem.*, **2**, 32 (1989).

29.   O. N. Al Safarjalani, X. J. Zhou, R. H. Ras, J. Shi, R. F. Schinazi, F. N. Naguib, M. H. El Kouni, *Cancer Chemother. Pharmacol*, **55**, 541 (2005).

30.   G. H. Hitchings, G. B. Elion, H. Wanderers, E. A. Falco, *J. Biol. Chem*, **174**, 765 (1948).

31. S. Futterman, *J. Biol. Chem.*, **228**, 1031 (1957).

32.   W. C. Werkheiser, *J. Biol. Chem.*, **236**, 888 (1961).

33.   R. Van Leeuwen, *J. Infect. Dis.*, **171**, 1161 (1995).

34.   H. Mitsuya, (ed.), Anti-HIV Nucleosides: Past, Present and Future, Chapman and Hall, Nova Iorque, 1997.

35.   J. M. Palmar, J. J. Modha, A. R. Parikh, *Indian J. Chem*, **38B**, 440 (1999).

36.   J. Quiroga, H. Insuasty, B. Insuasty, R. Abonia, J. Cobo, A. Sanchez, M. Nogueras,
Tetrahedron, **58**, 4873 (2002).

37.   H. Wamhoff, L. Lichtenthaeler, *Chem. Ber.*, **111**, 2297 (1978).

38.   J. I. Borrell, J. Teixido, B. Martinez-Teipel, J. L. Matallana, M. T. Copete, A. Llimargas, E. Garcia, *J. Med. Chem.*, **41**, 3539 (1998).

39.   M. Bratz, R. Kober, R. Seele, T. Saupe, N. Meyer, N. Walker, A. Landes, H. Walter, US Patent 2,078,4767, (1993); *Chem Abstr.*, *120*, 77293b, (1994).

40.   II. A. Parish, R. D. Gilliom, W. P. Purcell, R. K. Browne, R. F. Spirk, *J. Med. Chem*,
25, 98 (1982).

41.   A. B. Deyanov, R. K. Niyazov, F. Y. Nazmetdinov, B. Y. Syropyatov, V. E. Kolla, M.
E. Konshin, *Khim Farm Zh.*, **25**, 26 (1991).

42.   R. E. Heckler, G. P. Jourdan, *Eur. Patent.,* 414 386, (**1991**); *Chem. Abstr. 115*, 71630 (**1991**).

43.   C. Heidelberger, F. Ansfield, *J. Cancer Res.*, **23**, 1226 (1963).

44.   M. Baba, R. Pauwels, P. Herdewijn, E. De Clercq, J. Desmyster, M. Vandepulfe, *Biochem. Biophys. Res. Commun.*, *142*, 128 (1987).

45. E. De Clercq, *J. Med. Chem.*, **29**, 1561(1986).

46.   E. De Clercq, *Anticancer Res.*, **6**, 549 (1986).

47.   A. S. Jones, G. Verhelst, R. T. Walker, *Tetrahedron Lett.*, **20,** 4415 (1979).

48.   E. Kretzschmar, *Pharmazie*, **35,** 253 (1980).

49.   C. Shih, G. B. Grindley, L. S. Gossett, R. G. Moran, *Chem. Abstr. 115*, 92863 (1991).

50.   A. Agarwal, R. Ashutosh, N. Goyal, P. M. S. Chauhan, S. Gupta, *Bioorg. Med. Chem*,
13, 6678 (2005).

51.   R. J. Bold, P. M. Termuhlen, D. J. McConkey, *Surg. Oncol*, **6**, 133 (1997).

52.   N. R. Mohamed, M. M. T. El-Saidi, Y. M. Alia, M. H. Elnagdi, *Bioorg. Med. Chem*,
15, 6227 (2007).

53.   P. Shanmugasundaram, J. Mohanaragan, R. K. Raj, M. V. Aanandhi, *J. Chem.*, *2*, 345 (2009).

54.   Tao Yang , Hong He, Wei Ang , Y. Yang , Jian-Zhong Yang, Yan-Ni Lin, Hua-Cheng Yang, Wei-Yi Pi, Zi-Cheng Li, Ying-Lan Zhao, You-Fu Luo, Yuquan Wei, *Molecules*, **17**, 2351 (2012).

55.   V. I. Alexandre, M. K. Sergiy, *Bioorg. Med. Chem. Lett.*, **15**, 5483 (2005).
56.   B. Leal, R. R. Carlos, *Bioorg. Med. Chem.*, **16**, 8196 (2008).
57.   N. N. Romanov, K. V. Fedotov, Fiziol. Akt. Veschestva, 21(1), (1989), Chem. Abstr., 113, 105867 (1990).
58.   B. R. Babu, D. V. Romana, S. R. Ramadas, Sulfur Reports, 11(43), (1991), Chem. Abstr., 114, 24294x (1991).
59.   D. R. Sliskovic, Compr. Heterocycl. Chem., 8, 347 (1996).
60.   G. B. Elion, W. H. Lange, G. H. Hitchings, J. Am. Chem. Soc., 78, 2858 (1956).
61.   D. T. Stoelting, G. O. Mbagwu, T. Scott, M. Long, E. L. Sharpe, J. Het. Chem., 39, 719 (2002).
62.   R. A. Coburn, R. A. Glenno, J. Pharm. Sci., 62, 1785 (1973).
63.   R. A. Coburn, R. A. Glenno, J. Med. Chem., 17, 1025 (1974).
64.   W. M. Basyouni, M. M. El-Sayed, A. G. Habeeb, Kh. A. M. Bayouki, R. A. Coburn,
R. A. Glenno, Egypt J. Bilh., 17, 91 (1995).
65.   F. Lewis, J. C. Drach, S. M. Fennewald, R. F. Rando, Antimicrobial agents and Chemotherapy, 2889 (1994).
66.   H. Furrer, E.Granzer, R. Wagner, Eur. J. Med. Chem., 29(12), 819 (1994).
67.   B. Tozkoparan, M. Ertan, P. Kelicen, R. Demirdamar, Il Farmaco, 54(9), 588 (1999).
68.   M. Heellberg, J. F. Stubbins, R. A. Glennon, Bioorg. Med. Chem, 8(8), 1917 (2000).
69.   S. H. Abdei-Hafez, Phosphorus, Sulfur and Silicon, 178, 2563 (2003).
70.   A. Mobinikhaledi, N. Forughifar, F. Goodarzi, Phosphorus, Sulfur and Silicon, 178, 2539 (2003).
71.   H. Abou, G. El-Fotooh, I. A. Osama, M. Ashrafm, Indian. J. Med., 44, 1887 (2005).
72.   A. M. Soad. El-Hawash Abeed, E. A. Wohab, A. M. El-Demellawy, Archiv. Der. Pharmazie, 391(1), 14 (2006).
73.   H. H. Sayed, A. H. Shamroukh, A. E. Rashad, Ata. Pharm., 56, 231 (2006).
74.   A. Baxter, A. Cooper, E. Kinchin, K. Moakes, John Unitt, Alan Wallace, Bioorg. Med. Chem. Lett., 16(4), 960 (2006).
75.   W. C. Patt, H. W. Hamilton, M. D. Taylor, M. J. Ryan, D. G. Jr. Tylor, C. J. Connolly,
A. M. Doherty, S. R. Klutchko, I. Sircar, B. A. Steinbaurgh, J. Med. Chem., 35, 2562 (1992).
76.   R. N. Sharma, F. P. Xavier, K. K. Vasu, S. C. Chaturvedi, S. S. Pancholi, J. Enz. Inhib. Med. Chem., 24, 890 (2009).
77.   J. C. Jaen, L. D. Wise, B. W. Caprathe, H. Tecle, S. Bergmeier, C. C. Humblet, T. G. Haffener, L. T. Meltzer, T. A. Pugssey, J. Med. Chem., 33, 311 (1990).
78.   K. Tsuji, H. Ishikawa, Bioorg. Med. Chem. Lett., 4, 1601 (1994).
79.   F. W. Bell, A. S. Cantrell, M. Hogberg, S. R. Jaskunas, J. Med. Chem., 38, 4929 (1995).
80.   N. Ergenc, G. Capan, N. S. Gunay, S. Ozkirimli, M. Gungor, S. Ozbey, E. Kendi, Arch. Pharm., 332, 343 (1999).
81.   K. D. Hargrave, F. K. Hess, J. T. Oliver, J. Med. Chem., 26, 1158 (1983).

82.   J. S. Carter, S. Kramer, J. J. Talley, T. Penning, P. Collins, Bioorg. Med. Chem. Lett., 9, 1171 (1999).

83.   A. Badorc, M. F. Bordes, P. de Cointet, P. Savi, J. Med. Chem., 40, 3393 (1997).
84.   J. Rudolph, H. Theis, R. Hanke, R. Endermann, L. Johannsen, F. Geschke, A. G. Bayer, J. Med. Chem., 44, 619 (2001).
85.   K. R. Desai, P. S. Desai, R. B. Patel, K. H. Chikhalia, J. Indian. Chem., 45, 773 (2006).
86.   E. A. Amr, M. S. Nermien, M. M. Abdulla, Monatsh. Chem., 138, 699 (2007).
87.   N. Fujiwara, T. Nakajima, Y. Ueda, H. K. Fujita, H. Awakami, Bioorg. Med. Chem., 16, 9804 (2008).
88.   L. Ballell, R. A. Field, G. A. Chung, R. J. Young, Bioorg. Med. Chem. Lett., 17, 1736 (2007).
89.   E. Wagner, K. Al-Kadasi, M. Zimecki, W. Sawka-Dobrowolska, Eur. J. Med. Chem., 43, 2498 (2008).
90.   C. Jean-Damien, B. David, K. Ronald, G. Julian, L. Pan, D. Robert, Vertex Pharmaceuticals Incorporated, EUA, PCT Int. Appl. 22, 608 (2002).
91.   K. Gorlitzer, S. Herbig, R. D. Walter, Pharmazie, 52, 670 (1997).
92.   I. V. Ukrainets, I. A. Tugaibei, N. L. Bereznykova, V. N. Karvechenko, A. V. Turov, Khimiya Geterotsiklicheskikh Soedinenii, 5, 718 (2008).
93.   M. Kurono, M. Hayashi, K. Miura, Y. Isogawa, K. Sawai, Kokai Tokkyo Koho. J. P, 62, 267 (1987); Chem. Abstr., 109, 37832 (1988).
94.   S. Q. Wang, L. Fang, X. J. Liu, K. Zhao, Chinese Chem. Lett., 15, 885 (2004).
95.   W. Yang, Z. Ruan, Y. Wang, K. Van Kirk, Z. Ma, B. J. Arey, J. Med. Chem., 52, 1204 (2009).
96.   R. J. Gillespie, S. J. Bamford, R. Botting, M. Comer, S. Denny, J. Med. Chem., 52, 33 (2009).
97.   B. Tozkoparan, M. Ertan, B. Krebs, M. Lage, P. Kelicen, R. Demirdamar, Arch. Pharm. Pharm. Med. Chem., 331, 201 (1998).
98.   B. Tozkoparan, M. Ertan, P. Kelicen, R. Demirdamar, Farmaco, 54, 588 (1999).
99.   M. Van Laar, E. Volkerts, M. Verbaten, Psychopharmacology, 154, 189 (2001).
100.   J. M. Parmar, A. R. Parikh, Heterocycl. Commun., 4, 463 (1998).
101.   K. Danel, E. B. Pedersen, C. Nielsen, J. Med. Chem., 41, 191 (1998).
102.   O. Alam, S. A. Khan, N. Siddiqui, W. Ahsan, Med. Chem. Res., 19, 1245 (2010).
103.   A. A. Bekhit, H. T. Y. Fahmy, S. A. F. Rostom, A. M. Baraka, Eur. J. Med. Chem., 38, 27, (2003).
104.   M. S. K. Youssef, R. A. Ahmed, M. S. Abbady, S. A. Abdel-Mohsen, A. A. Omar, Monatsh. Chem., 139, 553 (2008).
105.   G. E. Abd, S. M. Amr, M. M. Abdulla, Monatsh. Chem, 139, 1409 (2008).
106.   H. T. Y. Fahmy, S. A. F. Rostom, M. N. Saudi, J. K. Zjawiony, D. J. Robins, Arch. Pharm. Pharm. Med. Chem., 3, 1 (2003).
107.   J. P. Beck, M. A. Curry, R. J. Chorvat, L. W. Fitzgerald, P. J. Gilligan, R. Zaczek, G. L. Trainor, Med. Chem. Lett., 9, 1185 (1999)
108. G. R. Revankar, J. O. Ojwang, S. D. Mustain, R. F. Rando, E. De Clercq, Antiviral Chem. Chemother, 9, 53 (1998).

CAPÍTULO-3
Derivados da piridina e da pirimidina

3.1 Derivados da benzoxazina

Na literatura e nas revisões[1-8] estão documentados muitos compostos que contêm o grupo piridina e que apresentam actividades promissoras. Vários análogos da cianopiridina foram descritos como agentes anticancerígenos, antituberculosos[9] , antimicrobianos[10,] e anticardiovasculares[11] , bem como intermediários para a síntese da vitamina[12] . Uma pesquisa bibliográfica também revelou que vários análogos da 1,3-benzoxazina possuem actividades analgésicas, anti-inflamatórias, tranquilizantes, sedativas, antibacterianas, bacteriostáticas[13-15] , relaxantes do músculo liso e espermicidas .[16,17]

Alguns dos compostos que contêm triazol[18,19] , oxadiazol[20,21] , pirazol[22,23] , pirrolo[24,] e bases de Schiff[25-27] foram descritos como tendo actividades anticancerígenas.

Magdy et. al.[28] , sintetizou a série de novas benzofuran-2-ilpiridinas substituídas (**97**) e analisou a atividade citotóxica contra a linha celular de carcinoma do fígado humano (HEPG2). Alguns dos compostos sintetizados mostraram uma boa atividade antitumoral contra a linha celular de cancro do fígado (HEPG2).

Desde o isolamento da 2, *4-di-hidroxi-2H-1,*4-benzoxazina-3(*4H*)-ona (DIBOA) e da 2, 4-di-hidroxi-7-metoxi-(*2H*)-1,4-benzoxazina-3(*4H*)-ona (DIMBOA), os derivados da benzoxazina têm atraído a atenção dos físico-químicos. Uma pesquisa bibliográfica identificou vários derivados de benzoxazina em fase de desenvolvimento como potenciais novos fármacos. A versatilidade do esqueleto da benzoxazina, para além da sua relativa simplicidade química e acessibilidade, faz com que estes produtos químicos estejam entre as fontes mais promissoras de compostos bioactivos. Isto levou à descoberta de uma grande variedade de compostos que são de grande interesse do ponto de vista dos efeitos antimicrobianos, antimicobacterianos, antidiabéticos e antidepressivos, entre outros.

Uma série de derivados de 1,2-bis(3,4-dihidrobenzo[e][1,3]oxazina-3(*4H*)-il)etano **(98-100)** foi sintetizada por Mathew et. al.[29] , através de uma condensação ecológica do tipo Mannich. Alguns dos compostos mostraram uma atividade antimicrobiana significativa *in vitro*.

R= H, Cl

(98)

R= Cl, F, OCH₃
R1= CH₃, C₂H₅

(99)

R= H, CH₃, C₂H₅
R₁= H, Cl, CH₃
R₂= H, NO₂

(100)

Waisser et. al.[30] , sintetizaram as *6-coloro-3-fenil-4-tioxao-2H-1,3-* benzoxazina-2(*3H*)-onas, e 6-choloro-3-phenyl-2H-1,3-benzoxazine-2,4(*3H*)-diones

(101) e relataram a sua atividade *in vitro* contra *Mycobacterium tuberculosis*.

X= O, S R= H, CH₃, Cl

(101)

Zhou et. al.[31] , sintetizaram uma nova classe de benzoxazina 3-indole alquil aminas **(102)**, análogos de benzoxazina 3-indole tetrahidropiridina **(103)** e mostraram que a porção de benzoxazina pode ser utilizada para abranger tanto o farmacóforo 5-HT1A como as actividades dos receptores SSRI e 5-HT1A. A seletividade em relação ao recetor α1 312 foi melhorada em vários compostos, embora a maioria dos compostos destas duas classes tenha funcionado como agonistas do recetor 5-HT1A.

$R_1, R_2, R_3 = H, OCH_3, Cl$

(102)

$R_1 = H, OCH_3; R_2 = H, CH_3; R_3 = H, F$

(103)

REFERÊNCIA

1.   L. S. Olsen, Pernille-Julia Vig Hjarnaa, S. Latini, P. K. Holm, R. Larsson, E. Bramm,
L. Binderup, M. W. Madsan, *Int. J. Cancer*, **111(2)**, 198 (2004).
2.   B. M. Frost, G. Lonnerholm, P. Nygren, R. Larsson, E. Lindhagen, *Anticancer Drugs*,
13(7), 735 (2002).
3.   F. A. French, E. J. Blanz, S. C. Shaddix, R. W. Brockman, *J. Med. Chem.*, **17 (2)**, 172 (1974).
4.   E. A. Amr, A. M. Mohamed, S. F. Mohamed, N. Abdel-Hafez, G. Hammam-Abo El- Fotch, *Bioorg. Med. Chem*, **14(16)**, 5481 (2006).
5.   Biao Jiang, Xen-Nan Xiong, Cai-Guang Yang, *Bioorg. Med. Chem. Lett.*, **11(4)**, 475 (2001).
6.   V. Beneteau, T. Besson, J. Guillard, S. Leonce, B. Pfeiffer, *Eur. J. Med. Chem.*, **34**
(12), 1053 (1999).
7.   A. M. Badawi, H. El-sharkawy, D. A. Ismail, *Aust. J. Basic. Appl. Sci.*, **2(2)**, 301 (2008).
8.   M. Pannala, S. Kher, N. Wilson, J. Gaudette, I. Sircar, Saho-Hui Zhang, A. Bakhirev,
G. Yang, P. Yuen, F. Gorcsan, N. Sakura, M. Barbosa, Jie-Fei Cheng, *Bioorg. Med. Chem. Lett.*, **17(21)**, 5978 (2007).
9.   H. M. Kanjariya, T. V. Radhakrishnan, K. R. Ramachandrun, P. Hansa, *Indian J. Chem*, **43B**, 1569 (2004).
10.   K. H. Popat, V. V. Kachhadia, K. S. Nimavat, H. S. Joshi, *J. Indian. Chem. Soc.*, **81**, 157 (2004).
11.   S. Jurgen, G. Siegfried, S. Alexandere, B. Horst, B. Martin, G. Rainer, H. Siegbert, H. Joachin, R. Howardpaul, US Patent, 5432282, (1995).
12.   J. K. Landguist. Comprehesive Heterocyclic. Chem. Pergamon, Oxford, Reino Unido, 155, (1984).
13.   M. Tomimoto, H. Ikeda, Y. Oka, S. Yurugi, N. Miyazaki, M. Funando, N. Matsumato,
S. Chiba, K. Kawai, Kenkyusho Ho. Takeda, 34, 455 (1975); Chem. Abstr., 84, 15078 (1976).
14. M. E. Kuchne, US Patent 3, 133, 919, (1964) ; Chem. Abstr., 61, 5662 (1964).
15.   Grodziskie Zaklady Farmaceutyezne, neth Patent 6, 415, 155, (1966) ; Chem. Abstr., 67, 3094 (1967).
16.   M. Shiraishi, S. Hashiguchi, T. Watanable, *Eur. Pat. Appl Ep* 477, 789 (CI Co7d265/16), 01 Abr 1992, J P Appl 90/256, 76,478, (1990) ; Chem. Abstr., 117, 48518 (1992).

17.   A. K. Dwivedi, V. K. Shukla, K. Bhandari, B. S. shetty, V. P. Kamboj, M. N. Khanna,
J. Indian Chem. Soc., **55**, 477 (1978).
18. J. Bonte, *Eur. J. Cancer*, **4**, 114 (2000).
19. P. E. Lonning, *The Breast*, **5(3)**, 202 (1996).

20.   M. Boiani, H. Cerecetto, M. Gonzalez, M. Risso, C. Olea-Azar, O. C. Piro, E. Castellano, A. L. Cerain, O. Ezapeleta, A. Mongevega, *Eur. J. Med. Chem.*, **36(10)**, 771 (2001).
21.   R. R. Somani, P. Y. Shirodkar, V. J. Kadam, *Lett. Drug Design Discovery*, **5(6)**, 364 (2008).
22.   I. Bouabdallah, L. A. M' Barek, A. Zayed, A. Ramadani, I. Zidane, A. Melhaoui, *Nature Product Res.,.* **20(11)**, 1024 (2006).
23.   A. H. Abadi, A. A. Eissa, G. S. Hassan, *Chem. Pharm. Bull*, **51(7)**, 838 (2003).
24.   S. Nagamura, E. Kobayashi, K. Gomi, H. Saito, *Bioorg. Med. Chem.*, **4(8)**, 1379 (1996).
25. A. T'ang, E. J. Lein, M. M. Lai, *J. Med. Chem.*, **28(8)**, 1103 (1985).
26.   J. D. Modi, S. S. Sabnis, C. V. Deliwala, *J. Med. Chem.*, **13(5)**, 935 (1970).
27.   N. A. Abd El-Latif, E. A. Amr, A. I. Alusien, *Monatsh Chem*, **138**, 559 (2007).
28.   I. E. Magdy, S. A. Somaia, E. H. Mogedda, *World J. Chem.*, **4(2)**, 182 (2009).
29.   B. P. Mathew, A. Kumar, S. Sharma, P. K. Shukla, M. Nath, *Eur. J. Med. Chem.*, **45**, 1502 (2010).
30.   K. Waisser, J. Gregor, L. Kubicova, V. Klimesova, J. Kunes, M. Machacek, J. Kaustova, *Eur. J. Med. Chem.*, **35**, 733 (2000).
31.   D. Zhou, B. L. Harrison, U. Shah, T. H. Andree, G. A. Hornby, R. Scerni, L. E. Schechter, D. L. Smith, K. M. Sullivan, R. E. Mewshaw, *Bioorg. Med. Chem. Lett.*, **16**, 1338 (2006).

CAPÍTULO-4
Derivados do pirano (pirazol e pirimidina) e das tiazolidinedionas

4.1 Derivados de pirano

Nos últimos anos, os piranos e os seus derivados têm suscitado grande interesse devido às suas propriedades biológicas úteis, como cosméticos[1] , pigmentos, anti-inflamatórios[2] , antipiréticos[3] , antibacterianos[4] , antivirais[5] , anticancerígenos[6] , anticoagulantes[7] e como potenciais agroquímicos biodegradáveis[8] . A literatura refere várias vias de síntese para os derivados *4H-piranos*[9-11] .

Derivados 4H-piranos

Neelakandan et. al.[12] , sintetizaram a série de novos derivados de benzofurano-3-pirazinil-indole substituídos (**104**) e analisaram-nos quanto às suas actividades antioxidante e anticancerígena. Alguns dos compostos foram testados contra o cancro da mama MCF-7.

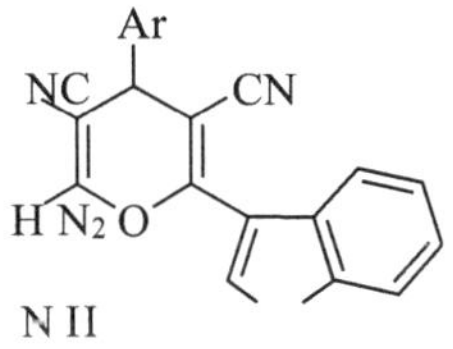

(104)

Patel et. al.[13] , sintetizaram a série de 4-(6-bromo-2-cloroquinolin-3-il)-4H-pirano-3-carbonitrilos (**105**) 2-amino-6-substituídos. Alguns dos compostos foram testados contra o cancro MCF-7 (mama), NCL-H 460 (pulmão) e SF-468 (SNC). Gnanamani et. al.[14] , sintetizaram a série de derivados 3-indolil-piranos (**106** e **107**) e analisaram a sua atividade antioxidante.

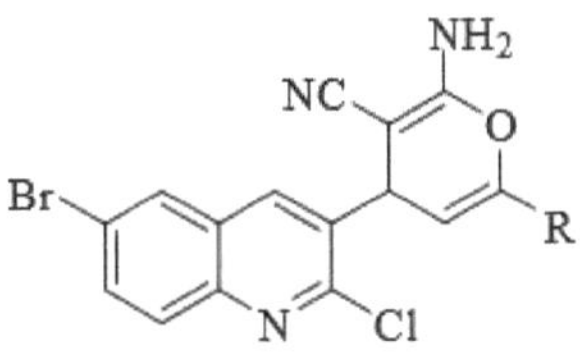

(105)

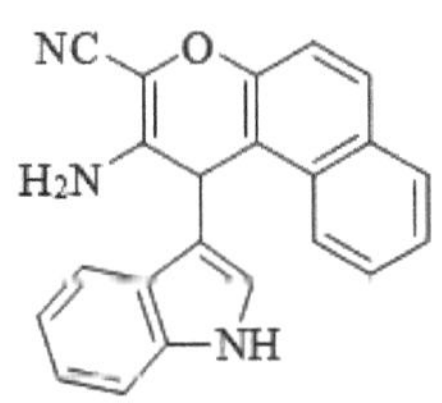

(106)

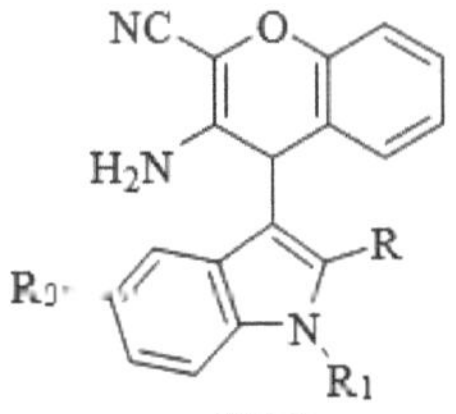

(107)

Venkatesan et. al.[15] , sintetizaram a série de derivados de 2-amino-6-(2-amino-4-mctiltiazol-5-il)-4-(3,4-substituído) 4H pirano-3-carbonitrilo (**108**) e alguns dos compostos seleccionados exibiram uma potência marcada como agentes antimicrobianos.

(108)

Mahmoud et. al.[16] , sintetizaram uma série de análogos do pirano e referiram que o 2-amino-4-(4-clorofenil)-6-(tiofeno-2-il)-*4H-pirano-3-carbonitrilo* (**109**) apresentou a maior atividade contra estirpes de *B. subtilis* e *P. aeruginosa.*

(109)

4.2 Derivados da piranopirimidina

É de esperar que as moléculas com uma combinação de pirano com piridina e/ou pirimidina melhorem as actividades biológicas. A síntese da piranopirimidina e dos seus derivados é de grande interesse em química orgânica. Foi referido que alguns destes compostos possuem actividades biológicas e farmacológicas[17] , tais como antimicrobiana[18,19] , antiplaquetária[20] , e antifúngica[21] .

Shubha et. al.[22] , sintetizaram uma série de 2,3,4,5- *tetrahidro-1H-pirano*[2,3-d]pirimidina-6-carbonitrilas (**110**) 7-amino-2,4-dioxo-5-substituídas e testaram-nas contra a atividade antibacteriana.

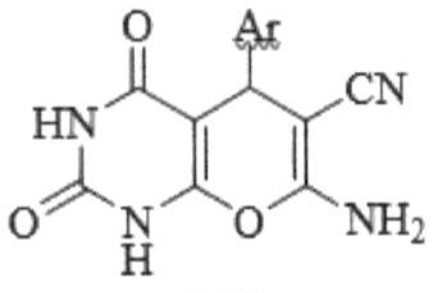

(110)

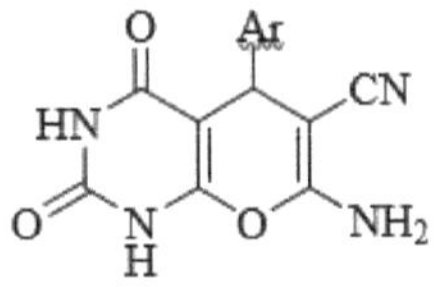

(110)

Nimesh et. al.[23] , relataram a síntese e a avaliação *in-vitro* da atividade antituberculosa e antimicrobiana de alguns novos derivados de piranopirimidina (**111-114**).

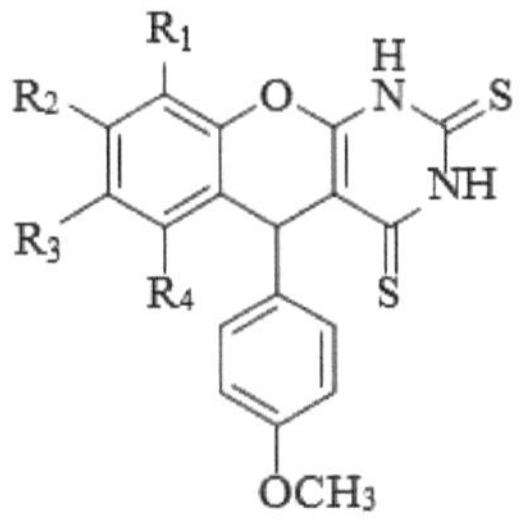

(115)

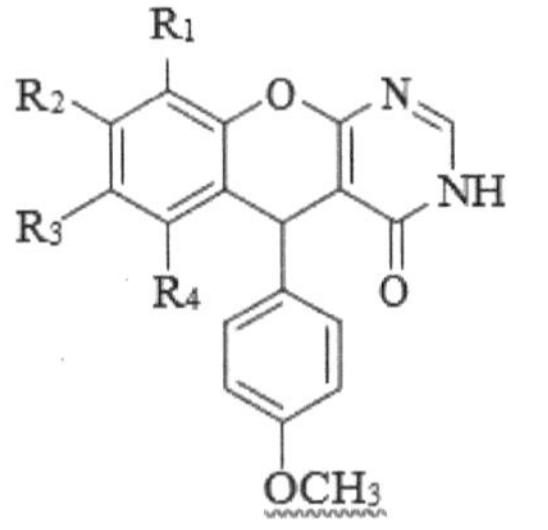

(116)

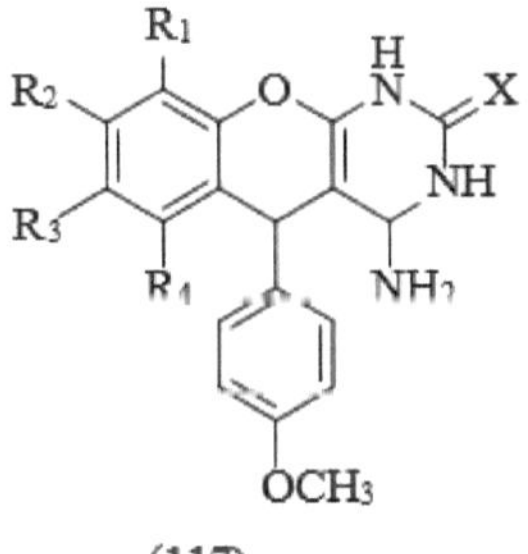

(117)

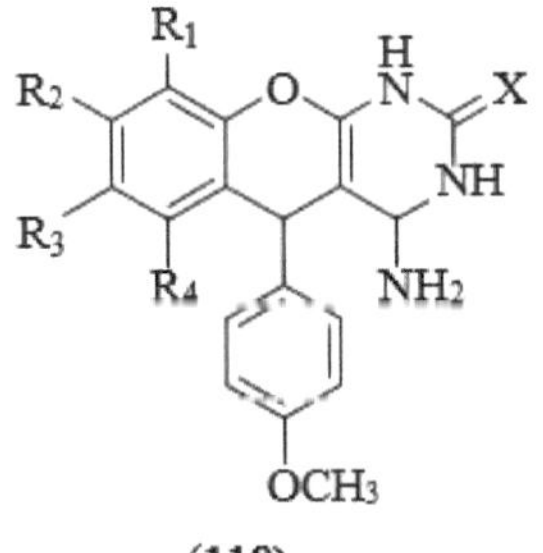

(118)

Hala e Mona[24] sintetizaram a série de derivados de pirano[2,3-d]pirimidina (**119-121**) e analisaram a sua atividade antimicrobiana.

(**119**)

(**120**)

(**121**)

El-Hossini et. al.[25] , sintetizaram uma série de derivados de pirano[2,3-d]pirimidina (**122** e **123**) e analisaram a sua atividade antimicrobiana. Mostafa et. al.[26] ., sintetizaram a série de derivados de tianopiranopirimidina (**124**) e analisaram a sua atividade anticancerígena.

(**122**)

(**123**)

(**124**)

4.3 Derivados de piranopirazol

Os piranopirazóis substituídos foram descritos na literatura como compostos biologicamente importantes que exibem actividades analgésicas promissoras (ratinhos, ED50 ≈ 6-200 mg/kg)[27] , antiplaquetárias (plaquetas de coelho lavadas)[28] , receptores de adenosina[29] , antimirobianas[30] , anticancerígenas[31] , anti-inflamatórias[32,] e moluscicidas[33] .

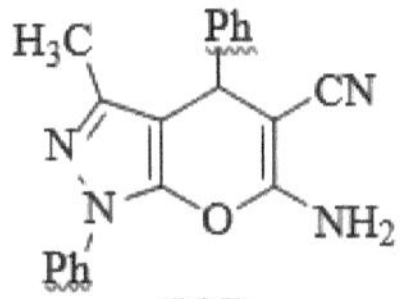

X= O, S, NH

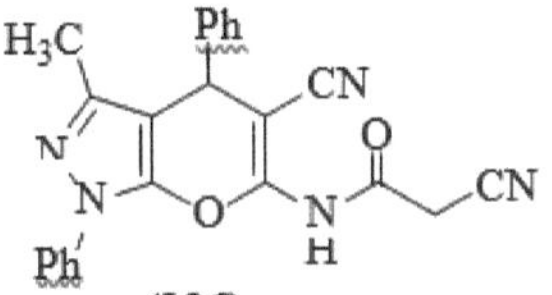

(125)   **(126)**   **(127)**

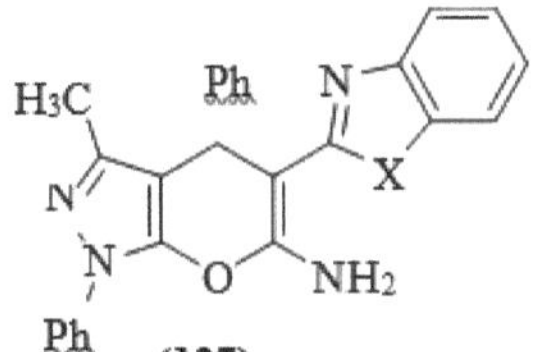

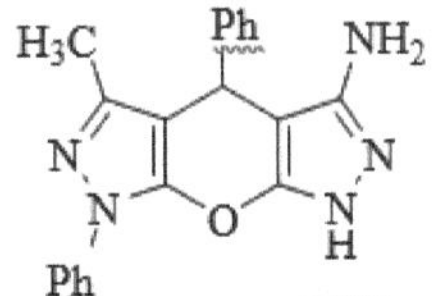

(128) 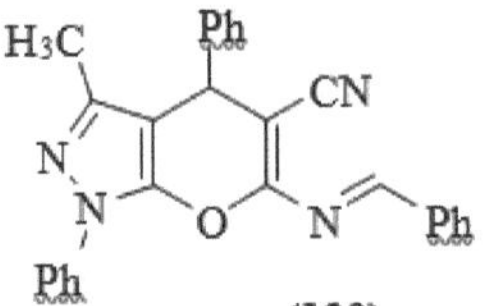   **(129)** 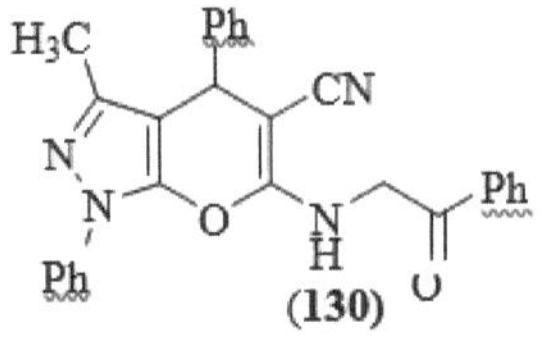   **(130)**

Ahmed et. al.[34] , sintetizou a série de derivados de piranopirazol (**125-130**) e analisou-os quanto à sua atividade antimicrobiana.

Fathy et. al.[35] , sintetizaram os derivados de piranopirazol (**131**) e analisaram-nos relativamente à atividade moluscicida. Abdullah el-assiery et. al.[36] , sintetizaram os derivados de piranopirazol (**132** e **133**) **e analisaram-nos** quanto à sua atividade moluscicida.

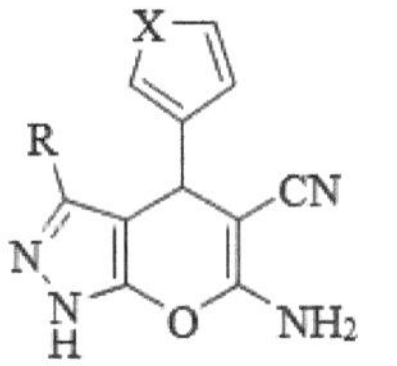

(131) 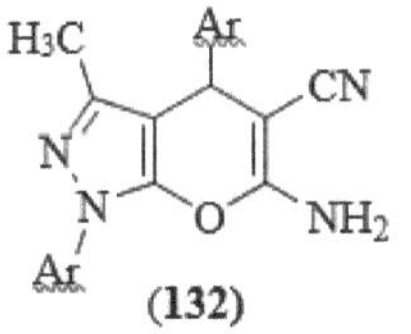   **(132)** 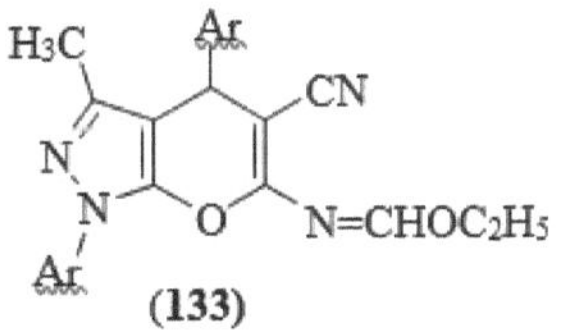   **(133)**

Bases de Schiff

As bases de Schiff, cujo nome deriva de Hugo Schiff[37] , são formadas quando qualquer amina reage com um aldeído ou uma cetona em condições específicas. Estruturalmente, uma base de Schiff (também conhecida como imina ou azometina) é um análogo azotado de um aldeído ou de uma azo-cetona em que o grupo carbonilo (C=O) foi substituído por um grupo imina ou azometina. As bases de Schiff são alguns dos compostos orgânicos mais utilizados: são utilizadas como pigmentos, corantes, catalisadores e produtos intermédios em estabilizadores orgânicos e de polímeros. As bases de Schiff também demonstraram ter uma vasta gama de actividades biológicas, incluindo actividades antifúngicas, antibacterianas, antimaláricas, antiproliferativas, anti-inflamatórias, antivirais e antipiréticas. Sabe-se também que a presença de uma porção de cloro e azo em diferentes tipos de compostos apresenta atividade pesticida[38] . Para além disso, a base de Schiff é um precursor para a síntese de compostos farmacologicamente importantes, os derivados de tiazolidinona. Sabe-se que os derivados de tiazolidina-4-ona apresentam diversas bioactividades, tais como actividades antidiarreicas[39] , anticonvulsivantes4 , antimicrobianas[38] , antidiabéticas[39] , anti-histamínicas[40] , anticancerígenas[41] , anti-VIH[42] , bloqueadoras dos canais de Ca [2+43] , antagonistas de PAF[44] , cardioprotectoras[45] e anti-isquémicas[46] , etc,

4.4 Tiazolidinedionas

As tiazolidinonas (**134, 135** e **136**) são derivados da tiazolidina com um grupo carbonilo nas posições 2, 4 e 5. As três combinações possíveis são as seguintes.

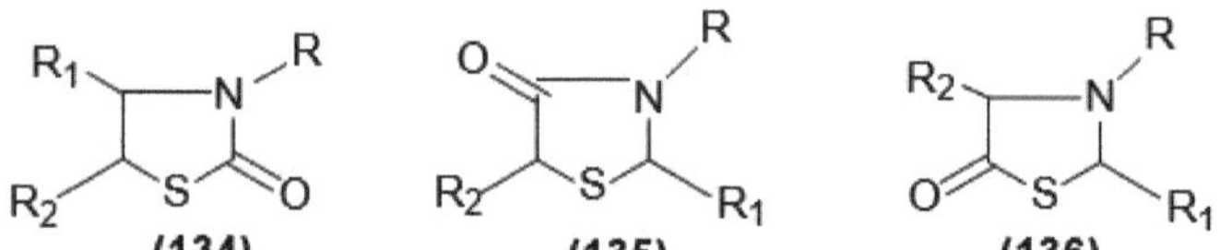

(134)   **(135)**   **(136)**

Hanif, et. al.[47] , sintetizou os análogos da melatonina à base de indol (**137** e **138**) e testou-os quanto à sua atividade antioxidante.

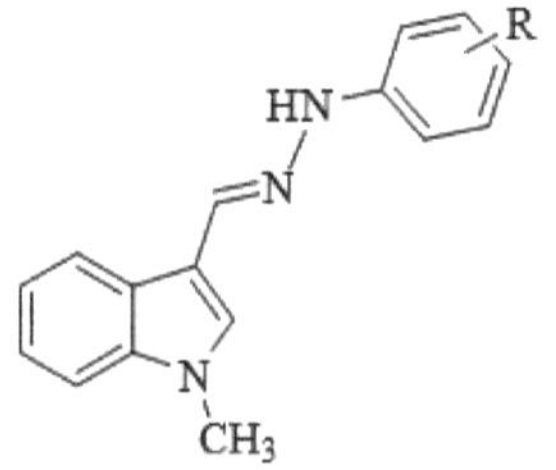

R= Cl, Br

(137)

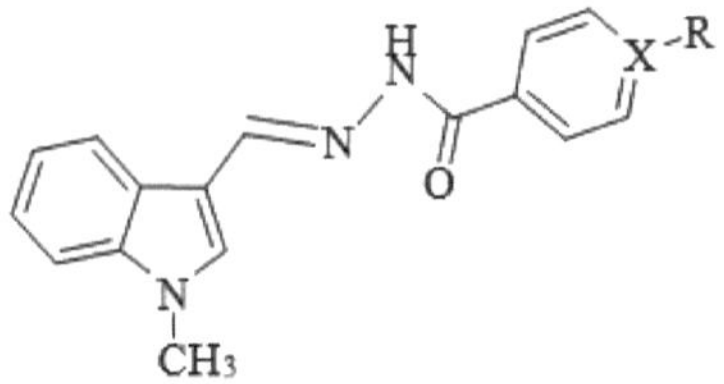

R= H, OCH$_3$
X= C, N

(138)

As tiazolidinonas são os derivados da tiazolidina que pertencem a um grupo importante de compostos heterocíclicos contendo enxofre e azoto num anel de cinco membros. No passado, foram realizados muitos trabalhos de investigação sobre as tiazolidinedionas. O núcleo é também conhecido como o núcleo maravilha porque dá origem a diferentes derivados com todos os tipos de actividades biológicas. Surgiram numerosos relatórios na literatura, que destacaram a sua química e utilização[48-51] .

Desai e colaboradores[52] sintetizaram algumas novas 2-aril-3-isonicotamido-4-tiazolidinonas (139) e mostraram uma notável atividade antibacteriana e anti-tuberculosa. Hiremath e colaboradores[53] sintetizaram derivados de 3-(indole-2-carbamido substituído)-2-fenil-4-oxo-3-tiazolidinonas (140) e analisaram a sua atividade antibacteriana. Srivastava et. al.[54] , relataram a síntese e a atividade antifúngica de uma série de 2-aril- 3-(5-ariloximetil)-1,3,4-tiazolidininas (141).

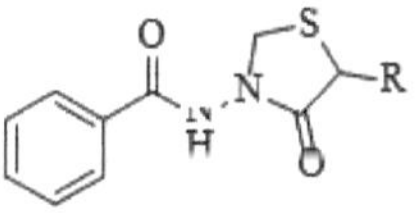

(139)

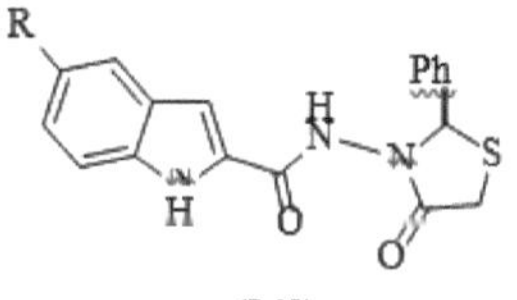

(140)

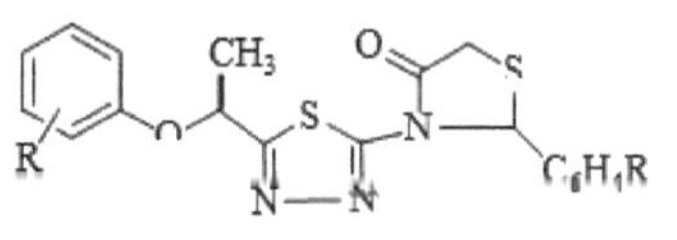

(141)

(142)

Deshmukh e colaboradores[55] sintetizaram derivados de 3-(quinazolin-4-ona-3-il acetamido)-2-aril-1, 3-tiazolidin-4-onas **(142)** e verificou-se que apresentam uma atividade antimicrobiana promissora.

A síntese e a avaliação farmacológica das bis-2-(5-substituídas 2-fenil-3-il)imino-tiazolidin-4-onas[56] **(143)** foram comunicadas por este laboratório.

(143)

Bould et al[57]., estudaram a atividade anti-inflamatória da [2-(butoxicarbonil)metileno]-4-tiazolidinona **(4 e 5)**.

(144) (145)

Nagar et al[58] , estudaram as actividades cardiovasculares de uma série de ácido 2-ciclopentil/(ciclohexilimino)-3-aril-4-tiazolidinona-5-il acético **(146)** em gatos adultos de ambos os sexos.

(146)

Hussain et al[59] ., sintetizaram alguns derivados da azorhodanina em busca de   potentes anti-helmínticos e encontraram apenas   2-thieno-3-(4-chlorophenyl)-5-{[4-(4-methylpiperazino)phenyl]azo}-4-thiazolidinone. As propriedades antiproteolíticas e anti-hemolíticas de várias 4-tiazolidinonas **(7)** foram investigadas por Chaudhary et al.[60] .

H
N   O

S
(147)

Desai et al[61] ., sintetizaram algumas novas 2-aril-3-isonicotamido-4-tiazolidinonas que demonstraram possuir atividade antibacteriana e antituberculosa. A síntese e a atividade antimicrobiana de 4-oxo-tiazolidinas e tiazóis substituídos foram relatadas por Shah et al[62] . Algumas 3-(quinazolin-4-ona-3-il-acetamido)-2-aril-1, 3-tiazolidin-4-onas

(8) foram sintetizados por cicloadição de 3-benzilidina metil-hidrazidoquinazolina-4-uns com ácido tioglicólico e estes compostos apresentaram uma atividade antimicrobiana promissora[63] .

(148)

Síntese de bases de Mannich de algumas 4-tiazolidinonas 2, 5-dissubstituídas **(149)** e a avaliação das suas actividades antimicrobianas foram relatadas por Handan et al[64] .

O
NH

S
(149)

Badgujar et al[65] ., relataram a síntese de tiazolidinonas como agentes antimicrobianos. A síntese e as actividades pesticidas de 2-[2'-(fenil-4"-tiazolidinon- 3"-il substituído)-1',3'-tiazol-4'-il]aminopiridinas foram relatadas por Tripti et al[66] . Kamal et al[67] .,

relataram a síntese e as actividades biológicas de novas 5-(4-(2-oxo-2-
feniletoxi)benzilidina)-2-piperidin-1-il)tiazol-4(5H)-onas **(150)**.

(150)

Varma et al[68] ., comunicaram a síntese de derivados biologicamente activos substituídos-
3- [(6-substituídos-2-hidrazono)benzotiazolil]-2-indolinona **(151)**. Rahaman et al[69] .,
relataram a síntese de derivados 3-substituídos de 1, 2, 4-triazinoindole **(152)** e testaram a
sua atividade antifúngica. A reação das bases de schiff da isatina com diazometano
produziu espiro(aziridina-2, 3'-[3'*H*] indol)-2' (*1H*)-onas **(153), tal como** relatado por
Renuka et al[70] .

(151)

(152)

(153)

Kummud et al[71] ., comunicaram a síntese de espiro(indolina-3', 5'- [*5H*][1,3,4]oxa/tia-diazo-
lo[3,2-c]tiazol)-2-onas **(154a & b)** 2'-substituídas e verificaram que estes compostos
apresentavam uma boa atividade fungicida.

(154)   X= O   S
            a   b

Mohan et al[72] ., comunicaram a síntese e a bioatividade do tiazol[3', 2'] [1, 2, 4] triazino[5, 6-b]indol (155), que apresentou uma boa atividade antioxidante. Anshu et al[73] ., relataram a síntese de alguns espiro[*3H-indol-3*, 2-tetrahidro- 1,3-tiazina]-2,4(*1H*)-dionas (156) contendo flúor e que exibiram atividade anti-inflamatória.

(155)　　　　(156)

Mogahalaiah et al[74] ., sintetizaram indolo[2',3':5, 6][1, 2, 4]triazino[4,3-a] [1,8]-naftiridina (157) e 3'-(3-fenil-1, 8-naftiridina-2-ilamino)espiro-[3H- 3,2'-tiazolidina]-2,4'-(*1H*)-dionas (158) que mostraram potencial atividade antibacteriana.

(157)　　　　(158)

Javad et al[75] ., relataram a síntese de um pote induzida por micro-ondas de algumas novas espiro[indolina-3',2'-tiazolidina]-2',4'-(*1H*)-dionas (159) e bis[espiro[indolina-3',2'-tiazolidina]-2',4'-(*1H*)-*dionas*] (160) e relataram a sua atividade antimicrobiana e anti-tuberculosa.

(159)　　　　(160)

Referência
1.   G. P. Ellis, The Chemistry of heterocyclic compounds. Em Chromenes, Chromanes and Chromeones; A. Weissberger, E. C. Taylor, Eds.; Wiley: Nova Iorque, 13 (1977).
2.   A. C. Luchini, P. Rodrigues-Orsi, S. H. Cestari, L. N. Seito, A. Wiataicenis, C. H. Pellizzon, L. C. D. Stasi, *Biol. Pharm. Bull,* **31**, 1343 (2008).
3.   P. Stern, M. Dezelic, R. Kosak, *Arch. Exp. Pathol. Pharmakol*, **232**, 356 (1957).
4.   Z. H. Chohan, A. U. Shaikh, A. Rauf, C. T. Supuran, *J. Enz. Inhib. Med. Chem.*, **21**, 741 (2006).
5.   B. S. Kirkiacharian, E. Clercq, R. Kurkjian, C. Pannecouque, *J. Pharm. Chem.*, **42**, 265 (2008).
6.   M. A. Velasco-Velázquez, J. Agramonte-Hevia, D. Barrera, A. Jiménez-Orozco, M. J. García-Mondragón, N. Mendoza-Patiño, A. Landa, J. Mandoki, *Cancer Lett.*, **198**, 179 (2003).
7.   S. Shapiro, B. Sherwin, *J. Med.*, **43**, 45 (1943).
8.   E. A. A. Hafez, M. H. Elnagdi, A. G. Ali Elagamey, F. M. A. A. El-Taweel, *Heterocycles*, **26**, 903 (1987).
9.   A. Shahrisa, R. Tabrizi , H. R. Ahsani, *Org. Prep. Proced. Int.*, **32**, 47 (2000).
10.   A. Shahrisa, R. Tabrizi, *Iran. J. Chem. Chem. Eng.*, **18**, 91 (1999).
11.   S. Yamamura, S. Nishiyama, *Bull. Chem. Soc. Jpn.*, **70**, 2025 (1997).
12.   V. L. Neelakandan, T. Prakasam, K. M. Noorulla, T. P. Paramasivan, *Bioorg. Med. Chem. Lett.*, **20(17)**, 5054 (2010).
13.   J. R. Patel, A. V. Dobaria, B. P. Kansagra, A. R. Parikh, *Indian J. Heterocycl. Chem,*
12, 237 (2003).
14.   S. Gnanamani, T. P. Paramasivan, R. Urmila, S. Praveen Kumar, *Indian. J. Chem,* **48B**, 1319 (2009).
15.   P. Venkatesan, T. Maruthavanan, *Natural Prod. Res.*, **26(3)**, 223 (2012).
16.   M. M. R. Mahmoud, W. A. El-Sayed, I. E. Asmaa, A. H. Abdel-Rahman, *Arch. Pharm. Res.,* **33(5)**, 647 (2010).
17.   (a) M. M. Ghorab, A. Hassan, *Phosphous, Sulfur Silicon Relat. Elem.*, **141**, 251 (1998). (b). V. K. Ahluwalia, M. Chopra, R. Chandra, *J. Chem. Res.*, **162, S,** (2000).
18.   (a) A. M. El-Agrody, M. S. Abd Latif, N. A. El-Hady, A. H. Fakery, A. H. Bedair, *Molecules*, **6**, 519 (2001); (b). A. H. Bedair, H. A. Emam, N. A. El-Hady, A. M. El- Agrody, *Farmaco,* **56**, 965 (2001); (c). A. H. Bedair, N. A. El-Hady, M. S. Abd Latif, A. H. Fakery, A. M. El-Agrody, *Farmaco*, **55**, 708 (2000).
19.   M. S. Al-Thebeiti, *Afinidad*, **57**, 365 (2000).
20.   O. Bruno, C. Brullo, A. Ranise, S. Schenone, F. Bondavalli, V. Barocelli, M. Chiavarini, M. Tognolini, M. Impicciatore, *Bioorg. Med. Chem. Lett.*, **11**, 1397 (2001).
21.   V. K. Ahluwalia, R. Batla, A. Khurana, R. Kumar, *Indian J. Chem,* **29B**, 1141 (1990).
22.   J. Shubha, K. P. Pradeep, G. Neelaiah Babu, Anjna Bhatewara, *J. Saudi Chem. Soc.*, doi:10.1016/j.jscs.2011.10.023.
23.   R. K. Nimesh, D. H. Dhaval, T. M. Prashant, K. P. Saurabh, *Eur. J. Med. Chem.*, **45 (11)**, 5056 (2010).
24.   M. A. Hala, M. K. Mona, *Eur. J. Med. Chem.*, **47**, 18 (2012).
25.   M. S. El. Hossin, A. A. Fadda, M. N. Khodeir, *Cheminform*, **22(12)**, 25, (1991).
26.   M. G. Mostafa, A. R. Fatma, I. L. Helmy, M. E. Reham, *Eur. J. Med. Chem.*, **46 (10)**, 5120 (2011).

27.   (a) S. C. Kuo, L. J. Huang, H. Nakamura, *J. Med. Chem.*, **27**, 539 (1984); (b) T. Ueda,
H. Mase, N. Oda, I. Ito, *Chem. Pharm. Bull*, **29**, 3522 (1981); (c) R. K. Vaid, G. S.
Dhindsa, B. Kaushik, S. P. Singh, S. N. Dhawan, *Indian J. Chem*, **25B**, 569 (1986).
28.   (a) L. J. Huang, M. J. Hour, C. M. Teng, S. C. Kuo, *Chem. Pharm. Bull*, **40**, 2547
(1992); (b) M. B. Hogale e B. N. Pawar, *J. Indian Chem. Soc.*, **66**, 206 (1989); (c) S.
M. Yu, S. C. Kuo, L. J. Huang, S. S. M. Sun, T. F. Huang, C. M. Teng, *J. Pharm.
Pharmacol*, **44**, 667 (1992).
29.   (a) D. Catarzi, L. Cecchi, V. Colotta, G. Filacchioni, C. Martini, P. Tacchi, A.
Lucacchini, *J. Med. Chem.*, **38**, 1330 (1995); b) V. Colotta, D. Catarzi, F. Varano, F.
Melani, G. Filacchioni, L. Cecchi, L. Trincavelli, C. Martini, A. Lucacchini, *II
Farmaco.*, **53**, 189 (1998).
30.   (a) K. V. Mityurina, L. K. Kulikova, M. K. Krasheninnikova, V. G. Kharchenko,
Pharm. Chem. J. (Engl.Transl.), **15**, 861 (1981).
31.   (a) J. L. Wang, D. Liu, Z. J. Zhang, S. Shan, X. Han, S. M. Srinivasula, C. M.
Croce,
E. S. Alnemri, Z. Huang, *Proc. Natl. Acad. Sci. U.S.A.*, **97**, 7124 (2000).
32.   (a) M. E. A. Zaki, H. A. Soliman, O. A. Hiekal, A. E. Z. Rashad, *Naturforsch. C*,
61, 1 (2006).
33.   (a) F. M. Abdelrazek, P. Metz, N. H. Metwally, S. F. El-Mahrouky, *Arch. Pharm.*,
339, 456 (2006); (b) F. M. Abdelrazek, P. Metz, O. Kataeva, A. Jaeger, S. F. El-
Mahrouky, *Arch. Pharm.*, **340**, 543 (2007).
34.   A. F. Ahmed, A. A. H. Abdel-Rahman, A. H. Ezzat, H. K. Ekbal, *American J.
Org. Chem.*, **2(2)**, 7 (2012).
35.   M. A. Fathy, Peter Metz, H. M. Nadia, F. E. Sherif, *Arch. Pharm. Chem. Life Sci*,
339, 456 (2006).
36.   S. Abdullah el-assiery, H. S. Galal, F. Ahmed, *Ata. Pharm.*, **54**, 143 (2004).
37.   S. Samadhiya, A. Halve, *Oriental J. Chem.*, **17,** 119 (2001).
38.   N. Ergen, G. Capan, *IL. Farmaco,* **49,** 449 (1994**).**
39.   S. B. Desai, P. B. Desai, K. R. Desai, *Asian J. Chem.*, **2,** 363 (1999).
40.   H. Ueno, T. Oe, I. Snehiro, S. Nakamura, US Patent 5594116, (1997); *Chem.
Abstr,*
126, 157507p (1977).
41.   T. Previtera, M. G. Vigorita, M. Bisila, F. Orsini, F. Benetolla, G. Bombieri, *Eur.
J. Med. Chem.,* **29,** 317 (1994).
42.   M. Y. Ebeid, O. A. Fathallah, M. I. El-Zaher, M. M. Kamel, W. A. Abdon, M. M.
Anwar, *Bull. Fac. Pharm.*, **34,** 125 (1996).
43.   R. K. Rawal, Y. S. Prabhakar, S. B. Katti, E. De Clercq, *Bioorg. Med. Chem.*, **13,**
6771 (2005).
44.   T. Kato, T. Ozaki, K. Tamura, *J. Med. Chem.*, **42,** 3134 (1999).
45.   Y. Tanabe, G. Suzukamo, Y. Komuro, N. Imanishi, S. Morooka, M. Enomoto, A.
Kojima, Y. Sanemitsu, M. Mizutani, *Tetrahedron Lett.*, **32,** 379 (1991).
46.   T. Kato, T. Ozaki, N. Ohi, *Tetrahedron: Asymmetry*, **10,** 3963 (1999).
47.   Y. Adachi, Y. Suzuki, N. Homma, M. Fukazawa, K. Tamura, I. Nishie, O.
Kuromaru,
Eur. J. Pharmacol, **367,** 267 (1999).
48. H. Schiff, *Ann. Chem.,* **131(1),** 118 (1864).

49.   S. Samadhiya, A. Halve, *Oriental J. Chem.,* **17,** 119 (2001).

50. N. Ergen, G. Capan, *IL. Farmaco,* **49,** 449 (1994**).**

51. S. B. Desai, P. B. Desai, K. R. Desai, *Asian J. Chem.,* **2,** 363 (1999).

52. H. Ueno, T. Oe, I. Snehiro, S. Nakamura, US Patent 5594116, (1997); *Chem. Abstr,* **126,** 157507p (1977).

53. T. Previtera, M. G. Vigorita, M. Bisila, F. Orsini, F. Benetolla, G. Bombieri, *Eur. J. Med. Chem.,* **29,** 317 (1994).

54. M. Y. Ebeid, O. A. Fathallah, M. I. El-Zaher, M. M. Kamel, W. A. Abdon, M. M. Anwar, *Bull. Fac. Pharm.,* **34,** 125 (1996).

55. R. K. Rawal, Y. S. Prabhakar, S. B. Katti, E. De Clercq, *Bioorg. Med. Chem.,* **13,** 6771 (2005).

56. T. Kato, T. Ozaki, K. Tamura, *J. Med. Chem.,* **42,** 3134 (1999).

57. B. B. Newbould, Braz. J. Pharmacol, 24, 632 (1965).

58. S. Nagar, H. H. Singh, J. N. Sinha, S. S. Parmar, J. Med. Chem., 16, 178 (1973).

59. I. M. Hussain, S. K. Agarwal, Indian J. Pharmacol, 37, 89 (1975).

60. A. Chaudhary, S. Kumar, S. P. Sing, S. S. Parmar, V. L. Stenberg, J. Pharm. Sci., 66, 758 (1976).

61. N. C. Desai, H. K. Shukla, K. A. Thaker, J. Indian Chem. Soc., 61, 239 (1984).

62. B. R. Shah, N. C. Desai, N. K. Undavia, R. S. Trevedi, Indian. J. Heterocycl. Chem., 2, 249 (1993).

63. M. B. Deshmukh, D. S. Deshmukh, Indian J. Heterocycl. Chem., 3, 207 (1994).

64. A. Handan, A. Oznur, B. Seher, O. Gulten, U. Meltem, S. Dilek, Turk. J. Chem., 29, 425 (2005).

65. V. Badgujar, S. R. Pattan, A. R. Bhat, Indian J. Heterocycl. Chem., 15, 97 (2005).

66. S. Tripti, S. Shalabh, V. K. Srivastava, K. Ashok, Indian J. Chem, 45B, 1557 (2006).

67. A. Kamal, Kandeel, Arkivoc, 10, 1 (2006).

68. V. S. Varma, T. Manju, J. Indian Chem. Soc., 66, 39 (1989).

69. R. M. Abdel Rahaman, Z. Gendy, M. B. Mahmound, Indian J. Chem., 29B, 352 (1990).

70. J. Renuka, Shipra, Indian J. Heterocycl. Chem., 2, 59 (1992).

71. S. Kummud, T. Nirupama, Nizamddin, Indian J. Chem, 32B, 1086 (1993).

72. J. Mohan, K. Sangeeta, Indian J. Chem, 35B, 456 (1996).

73. D. Anshu, C. S. Sharma, S. Mital, Phosphorus, Sulfur and Silicon, 139, 57 (1998).

74. K. Mogalaiah, R. Babu Rao, Indian J. Chem, 37B, 894 (1998).

75. A. Javad, A. V. Marady, J. Khosrow, S. Yaghob, Synth. Comm., 30(3), 537 (2000).

CAPÍTULO-5
Derivados da carbamazepina hidrazona e da azetidina

5.1 Derivados da carbamazepina

A 5H-dibenzo[b,f]azepina-5-carbohidrazida (carbamazepina, CBZ, **161**) é um medicamento importante para o tratamento da epilepsia, que é a segunda doença mais comum do sistema neuronal central a seguir ao acidente vascular cerebral. A sua eficácia, juntamente com o seu perfil de segurança aceitável, fez da CBZ o fármaco antiepilético de primeira escolha para uma vasta gama de perturbações convulsivas em adultos e crianças. É também o fármaco de eleição para utilização durante a gravidez. Além disso, é utilizada no tratamento da nevralgia do trigémeo, em doenças psiquiátricas[1-3,] e no tratamento da perturbação bipolar[4,5] . Recentemente, foi introduzida na psiquiatria clínica para o tratamento da esquizofrenia devido às suas propriedades estabilizadoras do humor[6,7] . Pode ser combinado com outros medicamentos para o tratamento da abstinência alcoólica[8] . A *5H-dibenz*[b,f]azepina, *ou seja*, o iminostilbeno, é uma amina tricíclica básica fundida comum. É utilizada como intermediário para a síntese do fármaco anticonvulsivo oxcarbazepina[9] . Foi relatado que a dibenz[b,f]azepina e os seus derivados apresentam uma ação antialérgica, anti-histamínica, espasmolítica, antagonista da serotonina, anticonvulsiva, antiemética, antiepiléptica, anti-inflamatória, sedativa e fungicida[10] .

Nas últimas décadas, os complexos metálicos de ligandos quelantes de azoto têm atraído uma atenção considerável devido às suas interessantes propriedades físico-químicas e relevância biológica, como agentes farmacêuticos e quimioterapêuticos[11,12] . Vários estudos *in-vitro* e *in-vivo indicaram* que os compostos biologicamente activos se tornam mais bacteriostáticos e carcinostáticos após a quelação[13,14] . A 5H-dibenzo[b,d]azepina (Desipramina, DM) (**162**) é um composto de dibenzoazapina que pertence a uma importante família de fármacos antidepressivos que inibem a recaptação da norepinefrina. A DM é um metabolito ativo da imipramina, com uma vasta aplicabilidade no domínio farmacológico, *nomeadamente* como antinociceptivo[15] , antitiroideu[16] , para deteção de sangue na urina[17] , etc. De facto, todas estas actividades aumentam com a complexação com os aceitadores de electrões.

Gopal Krishna et al.[18,19] , relataram a síntese, a atividade antibacteriana e antituberculosa de derivados de dibenzo[*b,f*]azepina (**163-166**).

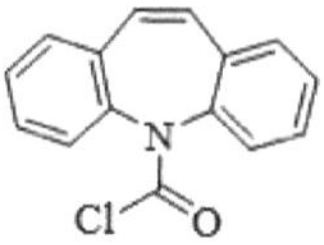

(163)

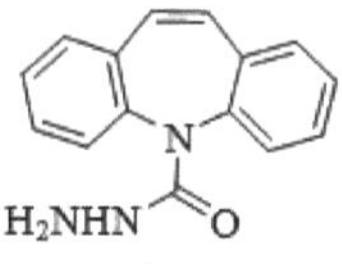

(164)

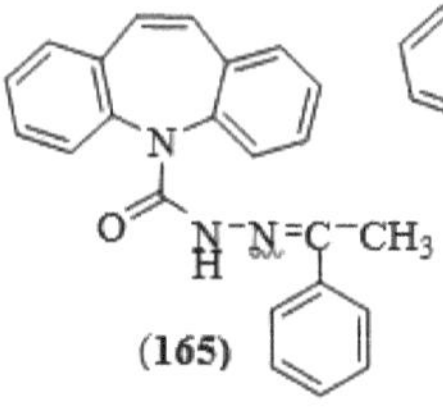

(165)

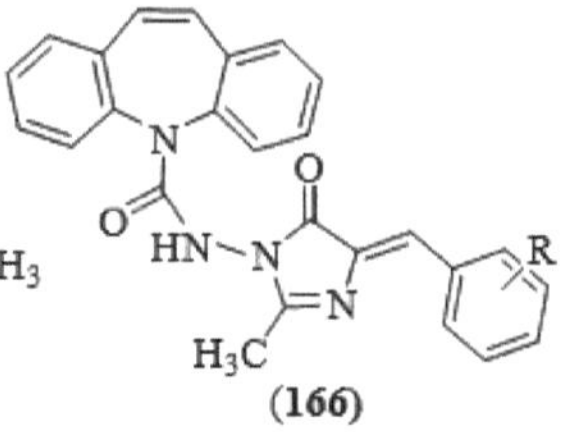

(166)

Vijay Kumar et. al.[20] , sintetizaram novos derivados de 3-cloro-1-(5H-dibenz[b,f]azepina-5il) propano-1-ona (**167** e **178**) e relataram a sua atividade antioxidante.

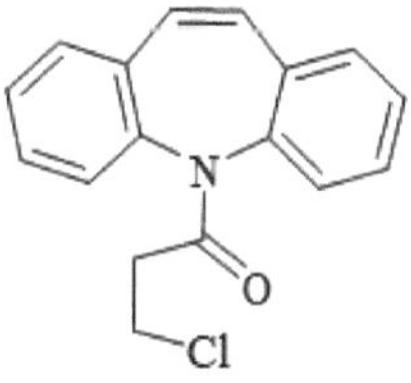

(167)

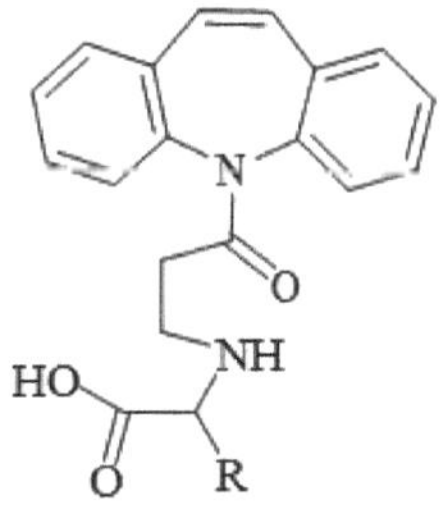

(168)

Ranjit et. al.21 sintetizaram os derivados de N-[(3Z)-5-substituídos-2-oxo-1,2-dihidro-3H-indol- 3-ilideno]-5H-dibenzo[b,f] azepina-5-carbohidrazida (169) e analisaram a sua atividade antioxidante.

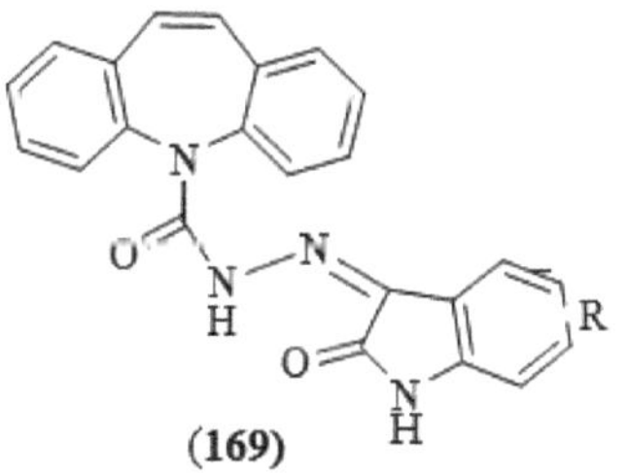

(169)

Li, et. al.[22] , sintetizou análogos da imipramina (**170, 171** e **172**) e analisou-os quanto à sua atividade analgésica.

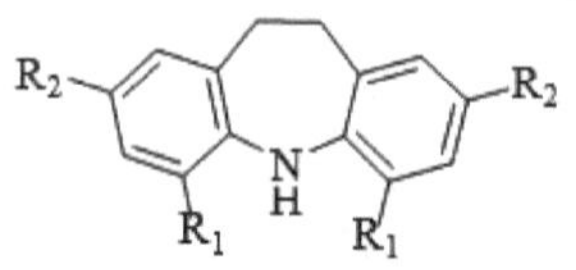

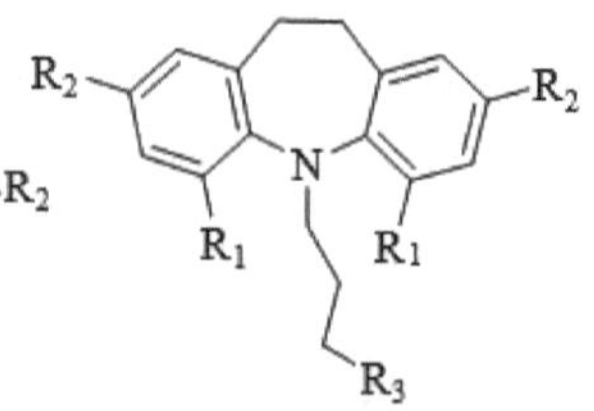

R_1=F, R_2=H, R_3=N(CH$_3$)$_2$

(170)

(171)

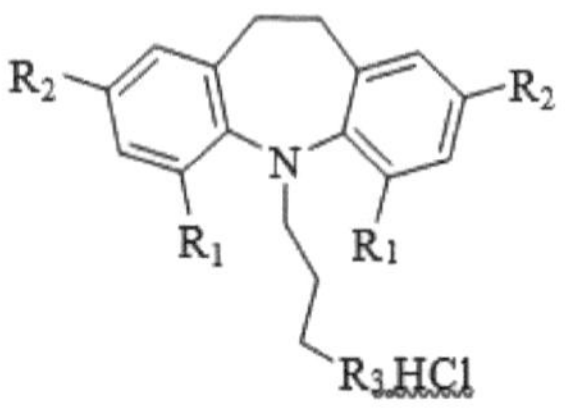

(172)

Em 1990, foi introduzido um medicamento antiepilético mais bem tolerado, a oxacarbazepina (**173**). Foram sintetizados vários ésteres do seu álcool correspondente (**174a**), que é um metabolito de (**173**), *por exemplo*, os acetatos enantioméricos (**174b**), bem como o seu racemato, conferindo ao produto uma atividade superior à do próprio fármaco de origem (**173**)[23] .

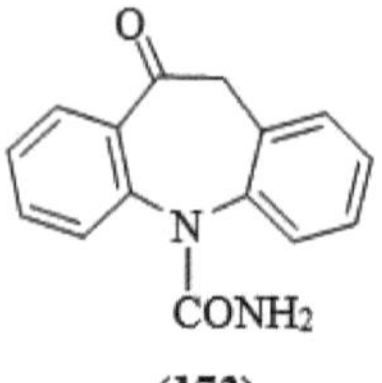

(173)

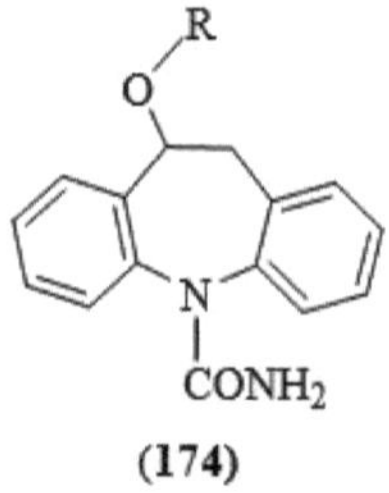

(174)
174a; R=H
174b; R=CH$_3$CO

O derivado da dibenzoazepina (**175**) apresenta uma elevada afinidade para os receptores muscarínicos cardíacos e uma baixa afinidade para os receptores muscarínicos intestinais e parece ser um agente antimuscarínico cardiosselectivo promissor para o tratamento de disfunções do sistema de condução cardíaco, como a bradicardia sinusal ou nodal e o bloqueio atrioventricular[24] .

N

(175)

Derivados de hidrazona

Foi demonstrado que as hidrazonas possuem, entre outras, actividades antimicrobiana, anticonvulsiva, analgésica, anti-inflamatória, antiplaquetária, antituberculosa e anticancerígena, etc. As hidrazonas não são apenas intermediários, mas são também compostos orgânicos muito eficazes por direito próprio. Quando são utilizadas como intermediários, podem ser sintetizados produtos de acoplamento utilizando o componente hidrogénio ativo do grupo - CONHN=CH- azometina.[25]

Cakir et al[26] ., sintetizaram novas hidrazonas de (2-oxobezoxazolina-3-il) arilamina

(**176**) e analisaram a sua atividade anticonvulsiva. Ergenic et al[27] ., relataram a síntese da

hidrazida de arilideno (**177**) e avaliaram-na quanto à sua atividade anticonvulsiva, o ácido 3-fenil-5-sulfonamidoindole-2-carboxílico-3, 4-metilenodioxi/4-metil /4-nitro benzilideno-hidrazida mostrou uma boa atividade antidepressiva a 100 mg/kg.

(176)

(177)

Todeschini et al[28] ., sintetizaram a 2-(2-formilfuril)piridil-hidrazona (**3**) que exibiu uma boa atividade analgésica, anti-inflamatória e antiplaquetária.

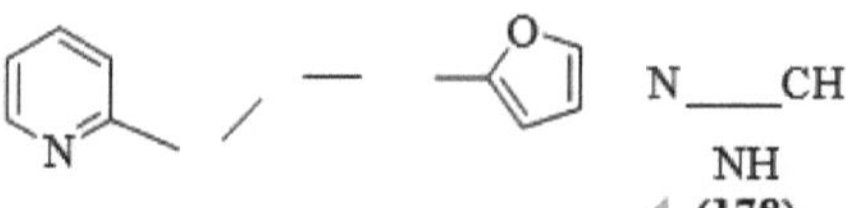

Walcourt et al[29] ., sintetizaram a hidrazona isonicotínica do 2-hidroxi-1-naftilaldeído **(179)** mostrou uma melhor atividade antimalárica.

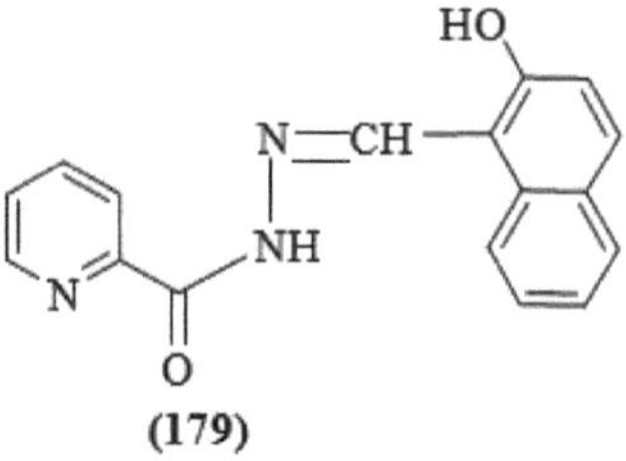

(179)

Kucukguzel et al[30] ., sintetizaram N^1 -[(4-metoxibenzamido)benzoil]-N^2 -[(5- nitro-2-furil)metileno]hidrazina **(180)** que inibiu o crescimento de várias bactérias e fungos.

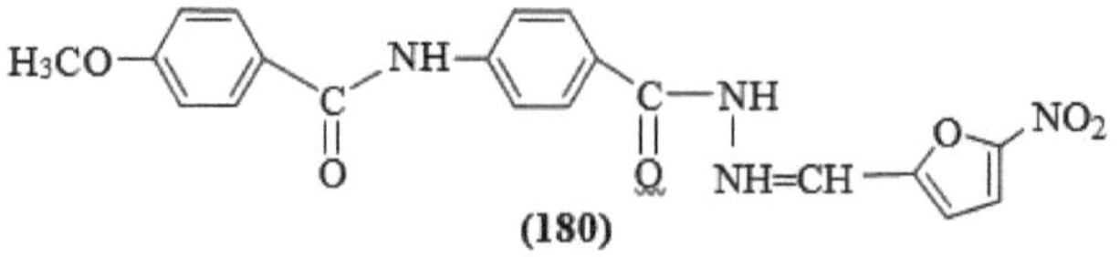

(180)

Cocco et al[31] ., relataram a síntese e a atividade antimicobacteriana da hidrazida hidrazona **(181)** exibiu uma boa atividade contra *M. tuberculosis H37Rv, M. tuberculosis 192, M. tuberculosis 210*, isolado do doente e resistente contra INH, etambutol, rifampicina a 31,2 µg/mL.

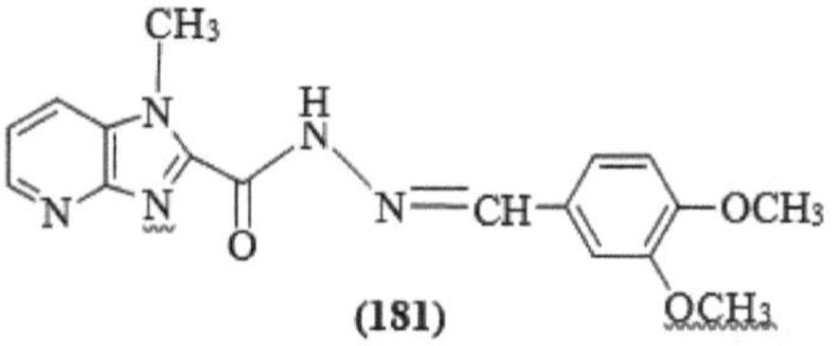

(181)

Abadi et al[32] ., sintetizaram a *N'*-[1-(*1-4-nitrofenil-3-fenil-1H-pirazol-4-il*)-metileno]-2-

clorobenzohidrazida **(182)** e analisaram a sua atividade antitumoral, que foi considerada a mais ativa. Silva et al[33] ., sintetizaram novos compostos bioactivos da classe das N-acil hidrazonas e descobriram que a 3,4-metilenodioxibenzoil-2-tienil hidrazona **(183)** tem efeitos inotrópicos e vasodilatadores promissores.

(182)

(183)

As N-arilaminoacetil-hidrazonas e os derivados *O-acetilados* das N arilaminoacetil-hidrazonas de açúcar foram sintetizados e avaliados quanto à sua atividade antiviral contra o vírus herpes simplex-1 (HSV-1) e o vírus da hepatite-A (HAV)[34] . Alguns compostos revelaram a maior atividade antiviral contra o HAV-27 e o HSV-1.

Derivados de azetidina-2-ona

A azetidina-2-ona é de especial interesse, uma vez que é um importante grupo associado à estrutura da molécula de penicilina. Acredita-se geralmente que a atividade biológica do antibiótico β-lactâmico está associada à reatividade química do seu anel β-lactâmico, que por sua vez se pensa estar dependente da extremidade da cauda (cadeia lateral de amida), bem como da cabeça da molécula do antibiótico. Inicialmente, a maior parte do programa de investigação incidiu sobre a modificação da cauda, o que levou à introdução de um grande número de penicilinas e cefalosporinas clinicamente úteis. Posteriormente, foi dada especial atenção à modificação da cabeça da molécula de antibiótico. As substituições dos átomos de enxofre destes compostos bicíclicos por carbono, azoto ou oxigénio foram efectuadas para aumentar a reatividade. Também foram sintetizados vários homólogos em anel com objectivos semelhantes.[34] Com base no grupo, vários trabalhadores tentaram efetuar manipulações moleculares para encontrar agentes antibacterianos, antifúngicos e antivirais eficazes. Um estudo da literatura revela que muitas azetidina-2-onas foram testadas para actividades antibacterianas, fungicidas, antivirais, anticancerígenas, insecticidas, herbicidas, micostáticas e anti-inflamatórias.

Desai et al[35] ., sintetizaram derivados de azetidinona do tiadiazol e avaliaram a sua atividade antimicrobiana. Diumo et al[36] ., sintetizaram novas 1,3,4-triaril-2-azetidinonas substituídas e relataram a sua atividade antimicrobiana *in-vitro*. Alguns dos compostos apresentaram uma atividade significativa contra bactérias Gram-negativas e fungos. Bhat et. Al[37] ., sintetizaram uma série de azetidina-2-onas/4-tiazolidinonas e comunicaram as suas actividades antibacteriana, antifúngica e antituberculosa. Udupi et al[38] ., relataram a síntese, actividades anti-inflamatórias e antimicrobianas de 1-(2-Carboxi-5-fenil)-3, 4-substituídas azetidina-2-onas.

As azetidinas-2-onas (**184**) foram sintetizadas e testadas quanto à sua atividade fungicida por Kumar et al[39] . Tandon et al[40] ., sintetizaram azetidinas-2-onas (**185**) como agentes antivirais, um derivado de adamantina que exibiu uma atividade promissora contra o vírus da gripe A-PR8 e o vírus da hepatite MHV3.

(184)

(185)

Peter et al[41] ., sintetizaram várias azetidinonas (**186**) que exibiram uma boa atividade anti-inflamatória. Peter et al[41] ., sintetizaram algumas azetidinonas (**187**) e testaram-nas quanto à atividade anticonvulsiva contra convulsões induzidas por eletrochoque e tetrazol.

(186)

(187)

Testa et al[42] ., numa revisão sobre a ação hipnótica das azetidinonas, indicaram que as azetidina-2-onas substituídas em C-3 e N formam uma classe de compostos definitiva e significativamente activos no SNC. Esta atividade pode assumir vários aspectos e passar da simples ação sedativa para vários tipos de efeitos hipnóticos e tranquilizantes. Parekh et al[43] ., sintetizaram 4-aril-3-cloro-1-(Benzimidazole-2-yl-benzamido)-2- azetidinona **(188)** que exibiu uma boa atividade antituberculosa.

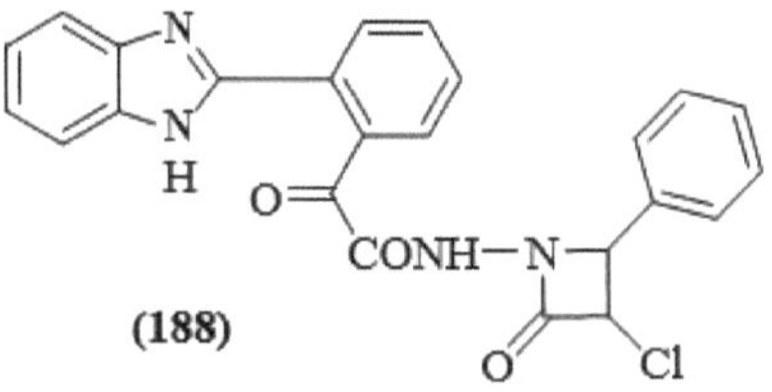

(188)

Udupi et al[44] ., prepararam derivados de 2-(6-metoximetil) propionamidoazetidina-2-ona **(189 e 190)** e relataram a sua atividade antibacteriana e antituberculosa.

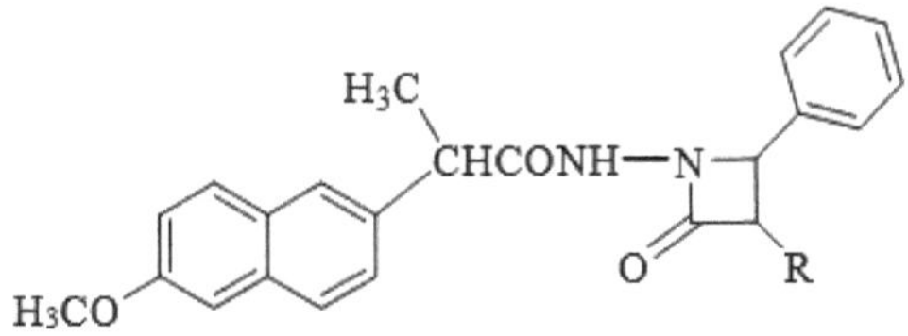

(189) R-C₆H₅

(190) R-O-C₆H₅

Malleshppa et al[45] ., sintetizaram 3-cloro-1-(1-metil-1H-bezimidazol-2-il)- (4'-substituído)-fenil azetidina-4-onas e analisaram a sua atividade antimicrobiana e citotóxica. Trivedi et al[46] ., prepararam vários derivados de 1,3,7,9-tetrabromo-10-[α-(4-aril-3-cloro- 2-oxo-1-azetidinilamino)acetil]-10H-fenotiazina. Todos os compostos sintetizados foram analisados quanto à atividade antituberculosa contra a estirpe H37Rv de *M. tuberculosis* no meio de ovo de Lowenstein-Jensen pelo método de diluição em série de duas vezes. Todos os compostos mostraram uma atividade tuberculosa significativa a 0,03 g/mL. O composto com substituição nitro na posição Meta **(191)** apresentou uma atividade máxima.

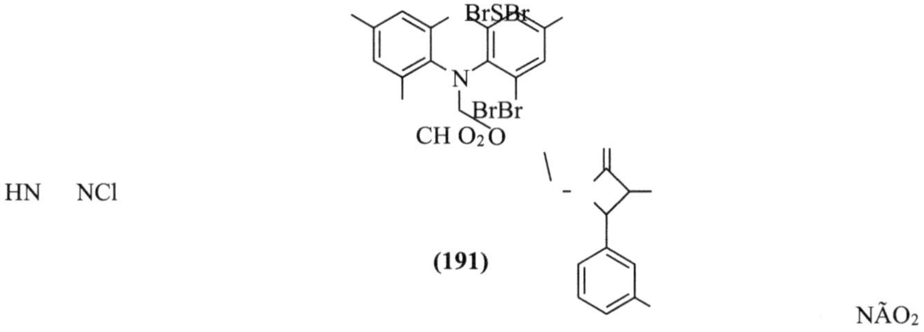

(191)

Referências

1. D. L. Aarons, I. A. Ahmed, *Eur J. Clin. Pharmacol*, **57**, 243 (2001).
2. F. Albani, R. Riva, A. Baruzzi, *Pharmacopsychiatry*, **28**, 235 (1995).
3. P. Duche, B. Loiseau, In antiepileptic Drugs, 4th ed, R. H. Levy, R. H. Mattson, B. S. Meldrum, J. K. Penry, F. E. Dreyfuss, Eds. Raven Press, Nova Iorque, p 555, 1995.
4. T. Ouma, *Neuropsychobiology*, **27**, 138 (1993).
5. H. M. Emrich, M. Dose, R. Wolf, *Neuropsychobiology*, **27**, 158 (1993).
6. S. C. Dilsaver, S. C. Swann, Y. W. Chen, A. Shoaib, B. Joe, K. J. Krajewski, N. Gruber, Y. Tsai, *Biol. Psychiatry*, **40**, 935 (1996).
7. M. M. Weissman, P. J. Leaf, G. L. Tischler, *Psychol. Med.*, **44**, 141 (1988).
8. M. Franz, H. Dlabal, S. Kunz, J. Ulferts, H. Gruppe, B. Gallhofer, *Eur. Arch. Psychiatry Clin. Neurosci.*, **251**, 185 (2001).
9. L. J. Krichka, A. Ledwith, *Chem. Rev.*, **74**, 101 (1974).
10. J. Fouche, A. Leger, Patente alemã 2, 031, 236 (1971); *Chem. Abstr.* 74, 76346r, (1971).
11. P. Gautam, N. Sharma, K. Chaturvedi, G. K. Chaturvedi, *J. Indian. Chem. Soc.*, **83**, 269 (2006).
12. D. A. Kose, *Russian J. Inorg. Chem.*, **52**, 1384 (2007).
13. J. R. Anacona, P. Alvarez, *Transition Metal Chem*, **27**, 856 (2002).
14. J. R. Anacona, A. Rodriguez, *Transition Metal Chem*, **30**, 897 (2005).
15. W. Reimann, H. Schlutz, N. Selve, *Anesth. Analg.*, **88**, 141 (1999).

16. A. Rousseau, P. Marquet, J. F. Lagorce, M. F. Sauvage, J. Buxeraud, G. Lachatre, C. Raby, *Pharmacol*, **57**, 242 (1998).
17. A. A. Syed, M. F. Silwadi, B. A. khatoon, *J. Pharmaceu. Biomed. Analy.*, **28**, 501 (2002).
18. R. Gopal Krishna, Ranjit Kaur, P. N. Sanjay Pai, *Der. Pharma. Chemica,* **3 (3)**, 323 (2011).
19. H. Vijay Kumar, C. Kishor Kumar, Nagaraja Naik, *Med. Chem. Res.*, **20**, 101 (2011); doi: 10.1007/s00044-009-9292-7.
20. K. Ranjit, G. K. Rao, P. N. S. Pai, *Int. J. Biol. Chem.*, **4(1)**, 19 (2010).
21. R. Gopal Krishna, Ranjit Kaur, P. N. S. Pai, *J. Chem. Pharm. Res.*, **2(1)**, 489 (2010).
22. Li, Wen, Xiao, Bo Zhou, You Liu, Hongmin, *Chinese J. Org. Chem.*, **30(6)**, 898 (2010).
23. J. Benes, A. Parada, A. A. Figueiredo, P. C. Alves, A. P. Freitas, D. A. Learmonth,
R. A. Cunha, J. Garrett, P. Soares-da-Silva, *J. Med. Chem.*, **42**, 2582 (1999).
24. P. C. Balaure, I. Costea, F. Iordache, C. Drăghici, C. Enache, *Revue Roumaine de Chimie,* **54 (11-12)**, 935 (2009).
25. V. Sing, V. K. Srivastav, G. Palit, K. Shanker, *Arzneim-Forsch. Drug Res.*, **42**, 993 (1992).
26. D. Cakir, O. Dag, E. Yildirim, K. Erol, M. F. Sahin, *J. Fac. Pharm. Gazi.*, **18**, 99 (2001).
27. N. Ergenc, N. S. Gunay, *Eur. J. Med. Chem.*, **33**, 143 (1998).
28. A. R. Todeschini, A. L. Miranda, C. M. Silva, S. C. Parrini, E. J. Barreiro, *Eur. J. Med. Chem.,* **33**, 189 (1998).
29. A. Walcourt, M. loyevsky, D. B. Lovejoy, V. R. Gordeuk, D. R. Richardson, *Int*

J. Biochem. Cell Biol., **36,** 401 (2004).

30. S. G. Kucukguzel, E. E. Oruc, S. Rollas, F. Sahin, A. Ozbec, *Eur. J. Med. Chem.,* **37,** 197 (2002).

31. M. T. Cocco, C. Congiu, V. Onnis, M. C. Pusceddo, M. L. Schivo, A. J. De Logu, *Eur. J. Med. Chem.,* **34,** 1071 (1999).

32. A. H. Abadi, A. A. H. Eissa, G. S. Hassan, *Chem. Pharm. Bull,* **51,** 838 (2003).

33. A. G. Shilva, G. Zapata-Suto, A. E. Kummerle, C. A. M. Fraga, E. J. Barreiro, R. T. Sudo , *Bioorg. Med. Chem.,* **13,** 3431 (2005).

34. M. T. Abdel-Aal, W. A. El-Sayed, E. H. El-Ashry, *Arch. Pharm. Chem. Life Sci,* **339,** 656 (2006).

35. K. Desai, A. J. Baxi, *Indian J. Pharm. Sci.,* **55,** 183 (993).

36. M. V. Diumo, O. Mazzoni, E. Pircopo, A. Bolgnese, *IL Farmaco,* **47,** 39 (1992).

37. A. R. Bhat, S. Shetty, *Indian J. Pharm. Sci.,* **49,** 194 (1987).

38. R. H. Udupi, M. Jeeson, *Indian J. Heterocycl. Chem.,* **6,** 99 (1996).

39. R. Kumar, S. Giri, Nizamuddin, *J. Pesticide Sci.,* **18,** 9 (1993).

40. M. Tandon, P. Kumar, P. Tandon, T. N. Bhalla, J. P. Bharatwal, *Act. Pharm. Jugosl,* **33,** 93 (1983).

41. W. Peter, H. L. Beel, C. Stanley, American Home Product Corp, USA 36401 (1972). Chem Abstr., **76,** 140500g (1972).

42. E. Testa, Luigi, Fontanella, Franco, Christiani, F. Fara. Laboratório de Investigação Lepetit. SPA Milan Ann., **614,** 158 (1959); Chem Abstr., **53,** 6196 (1959); **54,** 3361 (1960).

43. H. H. Parekh, U. Tejas, K. Preeti, *Indian J. Heterocycl. Chem.,* **10,** 9 (2002).

44. R. H. Udupi, N. Kashinath, A. R. Bhat, *Indian J. Heterocycl. Chem.,* **7,** 221 (1997).

45. N. Malleshppa, A. Suresh, P. Harun, B. Aravind, G. Monica, Z. Azit, *Arabian J. Chem.,* (2011); doi:10.1016/j.arabjc.2011.02.011.

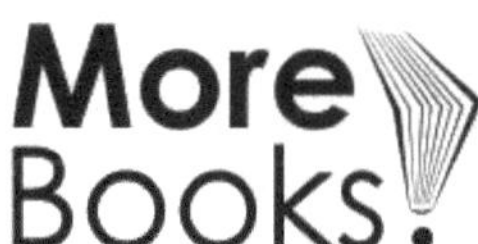

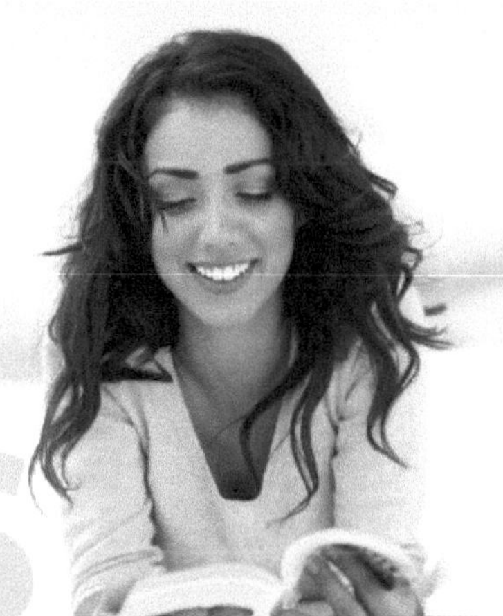

I want morebooks!

Buy your books fast and straightforward online - at one of world's fastest growing online book stores! Environmentally sound due to Print-on-Demand technologies.

Buy your books online at
www.morebooks.shop

Compre os seus livros mais rápido e diretamente na internet, em uma das livrarias on-line com o maior crescimento no mundo! Produção que protege o meio ambiente através das tecnologias de impressão sob demanda.

Compre os seus livros on-line em
www.morebooks.shop

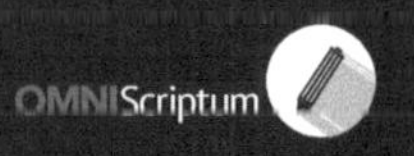

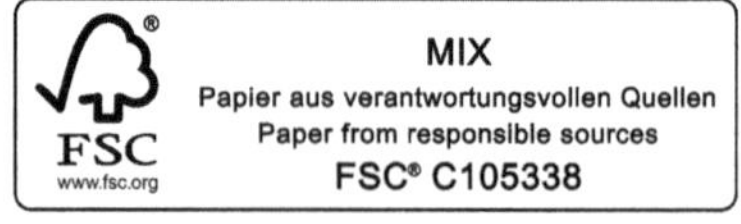

Printed by Books on Demand GmbH, Norderstedt / Germany